"运动即良药"系列

老年人常见骨科疾病
运动康复指南

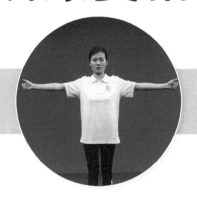

主编

陈佩杰　王雪强　王　琳

科学出版社

北京

内容简介

　　本书分为九章，第一章介绍了骨科老年患者的常见问题和运动原则，第二章至第九章分别介绍了颈椎病、肩周炎、网球肘、腰痛、人工关节置换、关节炎、骨折术后、骨质疏松症等老年骨科常见疾病的运动康复指南，每章分为三个部分，第一部分简要介绍各疾病的临床症状和致病因素；第二部分详细介绍了各疾病需要解决的问题和具体的运动康复指南方案，采用大量图片清晰地演示了每个动作如何正确完成，并配以详细的文字说明，让老年读者更容易理解与接受；第三部分是健康指导，针对每个常见骨科疾病提出预防方法或注意事项。

　　本书适用于患有骨科常见疾病的中老年患者。

图书在版编目（CIP）数据

老年人常见骨科疾病运动康复指南/陈佩杰，王雪强，
王琳主编.—北京：科学出版社，2018.1
　　（"运动即良药"系列）
　　ISBN 978-7-03-054649-4

　　Ⅰ.①老…　Ⅱ.①陈…　②王…　③王…　Ⅲ.①老年人－
骨疾病－常见病－运动疗法－指南　Ⅳ.① R680.5－62

中国版本图书馆 CIP 数据核字（2017）第 237780 号

责任编辑：朱　灵
责任印制：谭宏宇/封面设计：殷　靓

科学出版社 出版
北京东黄城根北街 16 号
邮政编码：100717
http://www.sciencep.com

广东虎彩云印刷有限公司印刷
科学出版社发行　各地新华书店经销
*
2018 年 1 月第　一　版　开本：B5（720×1000）
2022 年 11 月第四次印刷　印张：6 ½
字数：106 000
定价：39.00 元
（如有印装质量问题，我社负责调换）

"运动即良药"系列编委会

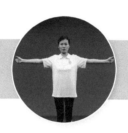

主　编

陈佩杰

副主编

吴雪萍

编　委

（按姓氏笔画排序）

马古兰丹姆　　王　茹　　王　艳　　王雪强　　史芙英

庄　洁　　刘　静　　吴雪萍　　张　洁　　张忠新

张晓玲　　陆莉萍　　陈佩杰　　郑丹蘅　　黄　卫

韩耀刚　　曹蓓娟　　董众鸣　　谭晓缨　　黎涌明

《老年人常见骨科疾病运动康复指南》编写组

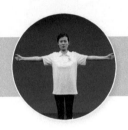

主 编

陈佩杰　王雪强　王　琳

副主编

张　娟　郑洁皎　毕　霞

编　委

（按姓氏笔画排序）

王宣琳　朱　强　吴　亚　张之旺　张涵玉

陈昌成　陈奕旸　范恺怡　施晓剑　徐　娇

加强体育锻炼，惠及健康生活

（代序）

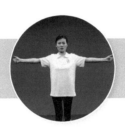

进入 21 世纪以来，人们日益关注的健康问题已经上升为国家战略。2016 年 10 月 25 日，中共中央、国务院发布了《"健康中国 2030"规划纲要》（以下简称《纲要》），这是今后 15 年推进健康中国建设的行动纲领，要求把健康融入所有政策，全方位、全周期保障人民健康，大幅提高健康水平。在《纲要》中，共 34 次提到"体育"这一关键词，这是因为体育运动与健康有着息息相关的内在联系。

"生命在于运动"，运动既是一门科学，也是一门艺术，更是一种健康的生活习惯，但并不是每一项运动都适合所有人，不同人群适宜的运动强度、运动时间也有所差异，不适宜的运动、运动不足或过度运动都有可能对健康造成损害。那么，究竟什么运动才适合自己？生了病也可以参加运动吗？

我们常说，"良药苦口利于病"，但并不是所有的疾病都只能咽下这苦不堪言的"良药"才能治愈，也不是咽下这口苦药就能药到病除。其实科学的运动处方也是一剂"良药"，而且还是一剂不用尝"苦"却具有显著效果的"良药"。那么，这"药方"该怎么开？我们自己能开吗？到底如何利用运动这剂"良药"来达到促进健康的目的呢？

要解决这些问题，当务之急是找到"合适的运动素材"，具体来说有两点：一是所选的项目和运动器材适合自己的年龄段；二是所选的运动对防治自己年龄段常见疾病有针对性和防治效果。

目前市面上有关体育锻炼的书籍虽然不少，但真正能够提供"合适的锻炼素材"的书籍仍比较缺乏。上海体育学院拥有许多具有较高科研水平和丰富教学经

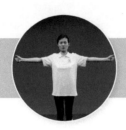

验的专家，他们均长期从事运动促进健康方面的研究，经验丰富，硕果累累。此次，学院专家们与科学出版社共同打造了这套"运动即良药"系列。

在编写过程中，我们不断摸索、调整，为青少年、中青年白领、老年人等不同人群分别设计运动方案，也介绍了羽毛球、游泳、广场舞等人们可普遍参与的专项运动；在努力形成统一风格以便读者阅读的同时，也尝试使用新的可视技术为读者提供更加直观的指导。

我们希望通过这套图书，能够更好地发挥运动的功能，为广大读者打开一扇通往健康生活的阳光之门。由于多种因素的制约，本套图书可能还存在有待改进之处，我们希望能够得到大家的鼓励和有益的评论，也欢迎广大读者实践后向我们反馈意见和建议，帮助我们把此项工作做得更好。

陈佩杰

2016 年 10 月

前　言

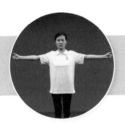

　　尊敬的读者，拿到这本书，只要大致浏览一遍，您会觉得这是一本非常实用的自我运动康复书籍！

　　首先，考虑到我国步入老龄化国家的行列，老年人的寿命普遍延长，继而很多老年病开始显现出来，如骨质疏松症、关节炎、关节置换、肩周炎等。然而这些老年人常见骨科疾病会导致老年人功能障碍，严重时可影响老年人的生活质量。

　　其次，受"伤筋动骨一百天"和传统临床治疗思想的影响，很多老年人遇到骨科疾病除了吃药、膏药和中医疗法，就是手术治疗，也有保守治疗——"忍"。而运动康复比起其他治疗方法可能副作用小、疗效佳，但是大部分人对运动康复这样的治疗方法并不像其他临床治疗那样熟知。面对这些现象，我们需要一本既能起到康复宣教作用，又能让老年患者在家进行简单自我治疗的书籍，于是这本书应运而生。

　　本书将文字与图片全面结合起来，通过信息量极为丰富的彩色图片帮助老年人更准确、更深刻地理解动作。本书不仅可以帮助中老年人快速简单地理解和掌握运动康复的一些常识，还可以帮助有相关骨科疾病的老年患者完成家庭康复。

　　本书简单介绍了骨科老年患者的常见问题和运动原则，具体介绍了相关骨科疾病运动康复的方法。书中运用了大量的图片，突出强调老年人学习的可行性，方便老年人将理论转化为实践，提高其理解和实施的可能，体现了本书定位、规划、设计与编写等方面的准确性，适合中老年患者使用。

　　本书由陈佩杰教授担任主编，对全书统一加工整理，总纂定稿。在编写过程

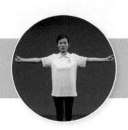

中，结合临床经验，并参阅了其他关于骨科疾病康复的书籍和文献；限于体例未能一一说明。王宣琳、朱强、吴亚、张之旺、张涵玉、陈昌成、范恺怡、施晓剑、徐娇等编委和陈奕赐模特在此书编辑过程中给予了大力支持与帮助。在此，一并致以衷心感谢。

由于编者水平有限，加上时间仓促，书中疏漏与不妥之处在所难免，敬请有关专家和读者批评指正。

主　编

目　录

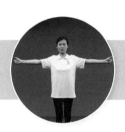

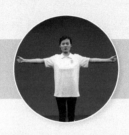

第一章

骨科老年患者的常见问题和运动原则

有关人口普查的资料显示，中国大陆的人口平均寿命正逐年增高。据民政部近日印发的《2015 年社会服务发展统计公报》显示，截至 2015 年底，全国 60 岁及以上老年人口 22 200 万人，占总人口的 16.1%，其中 65 岁及以上人口 14 386 万人，占总人口的 10.5%。随着我国老龄化的加重、社会经济的发展和人民生活水平的提高，慢性病已成为老年人的主要公共卫生问题，严重影响老年人的生存质量。在骨科，老年人常见疾病包括肩周炎、退行性膝关节炎、骨折、骨质疏松症、颈椎病、腰椎病等。通过健康指导、运动训练等方法进行老年疾病的康复，对构建"健康中国"具有极其重要的意义。

一、骨科老年患者存在的常见问题

骨科老年患者常见问题有肌肉的失用性萎缩、瘢痕粘连、纤维组织挛缩、肌力下降、关节活动度受限、骨质疏松症、骨关节炎、压疮、血栓、疼痛、步态异常、生活自理能力低下等，常发生在四肢及脊柱骨折、手外伤、脊柱脊髓损伤、颈肩腰腿痛、关节炎、运动创伤、周围神经损伤等疾病和损伤后，主要表现为疼痛、关节活动受限与肌力功能的改变。

二、骨科老年患者的运动康复原则

骨科老年患者的运动康复遵循"减轻疼痛，增加关节活动度，增强肌肉力量与耐力"的原则。

近年来，随着医学理念的发展和患者对医疗质量要求的不断提高，运动疗法在骨科康复中的地位日益提高，已成为主要疗法之一。运动疗法是针对患者机体障碍状况，通过主动或被动运动促进患者全身或局部运动、感觉等功能恢复，使患者更好地恢复生活、劳动、运动能力的治疗方法。

康复治疗的目的是减少和预防并发症，如减轻疼痛，增强肌力和有氧耐力，改善关节活动度和步态，提高日常生活能力，提高患者的生活质量。运动疗法主要包括：关节松动术、肌肉牵拉术、持续性被动运动、多种肌力训练、平衡功能训练、步态训练、日常生活能力训练等。

1. 颈椎病

颈椎病是由于颈脊神经、颈髓、椎动脉和交感神经受到刺激或压迫而出现一系列症状的综合征，可分为多种类型，其中以神经根型最多见，占患者总数的 50%～60%，患者主要表现为颈肩痛、上肢放射痛及颈部活动受限等，临床治疗可采用药物、颈椎牵引、理疗、手术等。运动疗法可作为综合治疗的方法之一，可做颈部活动训练、增强颈部肌力训练、改善体位活动等。

2. 肩周炎

肩周炎是肩关节周围肌肉、肌腱、滑囊及关节囊的慢性损伤性炎症。急性期肩部疼痛剧烈，缓解期肩关节活动受限及肩周肌肉萎缩。运动疗法是治疗肩周炎的重要措施之一，急性期应以止痛为主，缓解期应以保持关节活动为主，可做主动运动、放松摆动运动、滑轮运动等训练。

3. 网球肘

网球肘因网球运动员易患此病而得名，多因前臂伸肌群长期反复强烈地收缩、牵拉，使肌腱附着处发生不同程度的急慢性累积性损伤，导致撕裂、出血、机化、粘连，进而致病。中老年人群因年龄原因，身体各项功能趋于衰弱，肌腱纤维退变、老化，损伤后往往不能很快恢复。主要症状为酸胀不适、肘痛、压痛、不能持重。可以通过握力，腕伸肌群、腕屈肌群和旋前旋后肌群的训练来改善疼痛，增强肌力和增加关节活动度。

4. 腰痛

腰痛是临床常见的症状，而腰椎间盘突出症是引起腰痛的主要疾病之一。这是一种因腰椎间盘变性，纤维环破裂，椎间盘髓核突出刺激或压迫神经根、马尾神经而引起以腰痛、腿部放射痛为主要表现的综合征。针对腰椎间盘突出症，临床治疗方法很多，如卧床制动、药物应用、骨盆牵引、理疗、推拿、封闭、激光治疗、手术等。腰痛的综合治疗方法还包括运动疗法和康复宣教。运动疗法主要包括腰背肌及腹肌肌力的强化训练、身体柔韧性训练、躯干肌协调运动、腰痛治疗体操。

5. 人工关节置换术

人工关节置换术是治疗老年人髋膝关节疾患、重建关节功能的重要手术疗法，但手术后关节功能是否能够顺利恢复，运动疗法的应用则是关键所在。运动疗法的内容包括：配合手术医生制订训练计划；按训练程序循序渐进地训练患肢活动功能；实施运动训练如床上活动、坐位练习、患肢早期承重站立练习、步行练习、踏车练习、日常生活能力与肢体活动练习、行走中的正确步态练习等。

6. 关节炎

关节炎是临床上老年人较为常见的疾患，常伴有关节疼痛和渐进性的功能障碍。通常分为两大类：炎性关节炎，如类风湿关节炎、强直性脊柱炎等；非炎性关节炎，如骨关节炎等。运动疗法可配合临床治疗加以应用，目的在于缓解疼痛、增强关节周围肌力、维持或增加关节活动范围、提高日常生活能力。

7. 骨折术后

骨折术后康复的目的是使骨折端正确对位或复位，使其尽快愈合，促进功能恢复。临床上针对骨折的治疗原则是：复位、固定和功能锻炼。运动疗法的要点在于配合临床治疗的同时训练患者达到以下目的：保持骨折对位稳定良好，促进骨折愈合；防止及消除肢体肿胀；恢复关节活动；防止肌肉萎缩，增强肌力；恢复肢体活动功能。

8. 骨质疏松症

骨质疏松症是一种以单位体积内骨量减少为特征的代谢性骨病，是中老年人的常见病、多发病，患者骨强度降低，骨折风险大，严重者可因骨折导致死亡。运动疗法对骨质疏松症的治疗作用，主要体现在以下几个方面：①运动产生的应力可刺激骨组织，促进骨组织内脱氧核糖核酸和胶原蛋白的合成，提高骨形成率。②运动可加快血液循环，增加骨组织血流量，而骨组织血流量与新骨的形成显著相关。③适度的运动训练，尤其是各种力量性训练可导致内源性睾酮生成增多，刺激成骨细胞增殖，促进新骨形成，增加骨量和骨密度。此外，中等强度的急性运动可使血清雌二醇水平明显增高，而雌激素对骨代谢的调节有着十分重要的作用。

三、运动疗法实施原则

（1）运动治疗方案的目的要明确，重点要突出。

（2）制订方案时，应根据自身情况，明确运动强度。实施治疗时应循序渐进。循序渐进的内容包括运动强度由小到大、运动时间由短到长、运动内容由简到繁，逐步适应，并在不断适应的过程中得到提高。任何突然加大运动量的情况，都有造成功能损害的可能。

（3）治疗时最好能找到同伴，互相监督，互相鼓励，调动主动训练的积极性，增强训练效果。

（4）运动训练需要长期坚持，不可随意中断，以免影响治疗效果。有些运动疗法要坚持数周、数月，甚至数年，才能使治疗效果逐步显现出来。

（5）运动疗法中注意观察的内容可包括以下方面：

- 训练运动量不应过量，训练次日应无疲劳感。
- 训练过程中应密切观察患者反应，如有头晕、眼花、心悸、气短等应暂停训练。
- 训练时动作应轻柔，防止产生剧烈疼痛。
- 防止损伤皮肤，预防压疮发生。
- 肢体活动训练应手法准确、轻柔，注意病理骨折等并发症的发生。
- 站立训练时应有保护，防止跌倒。

（6）训练中做好各种记录，自己定期总结，找到适合自己的最佳方案。

（7）器械训练时，须明白器械的操作要点和注意事项，以免训练不当，造成损伤。

四、禁忌证

如有以下禁忌证存在时，不宜施行运动疗法：

（1）处于疾病的急性期或者亚急性期，病情不稳定者。

（2）运动过程中有可能发生严重并发症，如动脉瘤破裂者。

（3）有大出血倾向者。

（4）身体衰弱，难以承受训练者。

（5）患有静脉血栓，运动有可能造成血栓脱落者。

（6）癌症有明显转移倾向者。

（7）剧烈疼痛，运动后加重者。

（8）全身情况不佳、脏器功能失代偿期者。

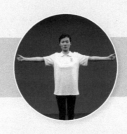

第二章

颈椎病的运动康复指南

一、颈椎病的概述

颈椎病是由颈椎间盘退变、突出，颈椎骨质增生等退行性变化刺激或压迫其周围的神经、血管、脊髓引起的一系列症状。我国颈椎病的发病率为10%～20%，并呈现出增高的趋势。中老年龄段高发，伏案工作者发病率最高。

临床上将颈椎病分为神经根型、脊髓型、椎动脉型、交感神经型、混合型。

1.临床症状

颈椎病的症状多样而复杂，往往单纯的类型少，多为混合型颈椎病。

临床症状主要有：

（1）头颈肩背手臂酸痛，颈部僵硬，活动受限。

（2）一侧肩背部沉重感，上肢无力，手指发麻，肢体皮肤感觉减退，手握物无力，有时不自觉地握物落地。

（3）严重的可伴有下肢无力，行走时有踩棉花感、头晕头痛等。

2.致病因素

目前颈椎病的致病因素有很多，常见的包括退行性变化、慢性劳损、外伤史、发育性椎管狭窄、代谢因素、精神因素等。

二、颈椎病的运动康复指南

颈椎病的运动康复，主要是通过颈背部功能锻炼，恢复及增加颈椎的活动范围，防止僵硬；同时增强颈背部肌肉力量，以保证颈椎的稳定性。

颈椎病的运动应以牵伸放松运动和颈部肌肉力量练习相结合，以产生轻微疲劳感为度，短暂休息后即可恢复活力。每个动作10～20次，也可根据自身情况进行适当调整。每次15～20分钟，每周3～4次，锻炼间隔不宜超过3天，锻炼最低持续时间为15分钟。

1.牵伸训练

（1）颈侧后方肌肉牵伸：上身直立，右手扶头于左后侧，左肩向下沉，右手轻轻用力，将头向右、前方拉伸，在最大活动度处保持15～30秒后还原。对侧相反。

（2）颈后部肌肉牵伸：上身直立，双手交叉抱于脑后，肘部打开。颈部肌肉放松，用双手将头向前下方拉伸。在最大活动度处保持 15～30 秒后还原。

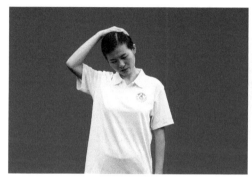

颈侧后方肌肉牵伸

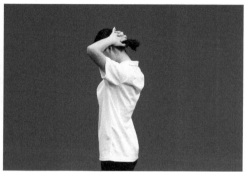

颈后部肌肉牵伸

（3）颈两侧肌肉牵伸：上身直立，左肩下沉，右手扶于头左侧，手轻轻地用力将头拉向右侧肩膀，在最大活动度处保持 15～30 秒后还原。拉伸时注意头不要前倾或后倾。对侧相反。

（4）颈前部肌肉牵伸：上身直立，右手扶于头左前侧，左肩下沉。右手轻轻用力，将头向右、后方拉伸，在最大活动度处保持 15～30 秒后还原。

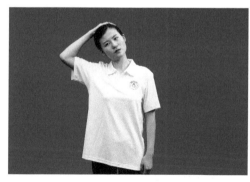

颈两侧肌肉牵伸

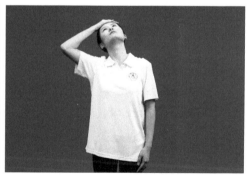

颈前部肌肉牵伸

2. 活动度训练

（1）旋臂转头：弯腰，低头含胸，两臂在体前交叉，尽量伸向对侧。挺胸，两臂尽量呈 90°，掌心向前，前臂向后用力，肘部与肩在同一水平线上，头向左转。反方向重复。此为 1 次。每天 3～4 组，每组 6～8 次，组间休息 10 秒。

旋臂转头

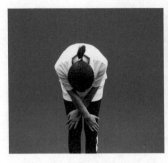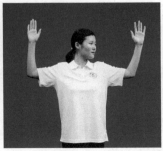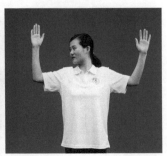

旋臂转头

（2）交叉旋臂转头：右肩向外旋转至前臂垂直，掌心向前。左肩向后旋转至手在背后，掌心朝后，眼视右手。反方向重复。此为1次。每天3～4组，每组6～8次，组间休息10秒。

交叉旋臂转头

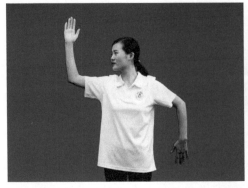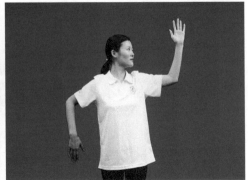

交叉旋臂转头

（3）转头反向推臂：头尽力向左转，左手经体前伸向右肩上方还原。反方向重复。此为1次。每天3～4组，每组6～8次，组间休息10秒。

转头反向推臂

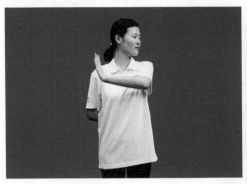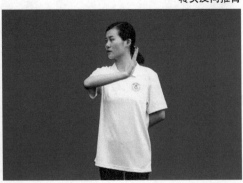

转头反向推臂

3.肌力训练

（1）缩下巴：平视前方，并完全放松。缓慢且平稳地向后移动头部，直到不能再向后为止。眼睛平视前方，不要让头部向后倾斜，也不要向上看。当头部向后移动到最大幅度后，双手放在下巴上，辅助头部慢慢地向后推。保持几秒钟后放松。每天 3～4 组，每组 6～8 次，组间休息 10 秒。

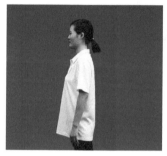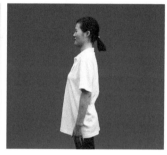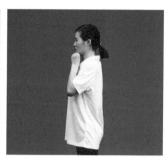

缩下巴

（2）抱头后伸：双手抱头后，手指交叉，稍低头，双肘张开。用力抬头，两手向前用力，与头对抗，不使后仰。此为 1 次。每天 3～4 组，每组 6～8 次，组间休息 10 秒。

抱头后伸

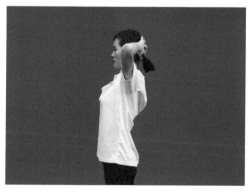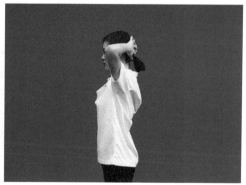

抱头后伸

（3）颈部各方向静力性抗阻

1）左右方向

【初级动作】头向左偏，弹力带向左用力拉，头向右发力做对抗，争取不被弹力带拉动。反方向重复。此为 1 次。每天 3～4 组，每组 6～8 次，组间休息 10 秒。

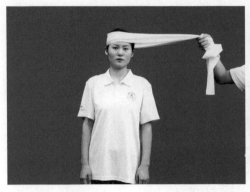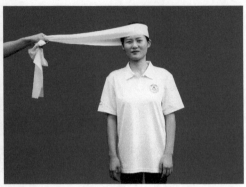

颈部左右方向静力性抗阻（初级）

【中级动作】身体端坐在瑞士球上，头向左偏，弹力带向左用力拉，头向右发力做对抗，尽量不被弹力带拉动。反方向重复。此为 1 次。每天 3 ～ 4 组，每组 6 ～ 8 次，组间休息 10 秒。

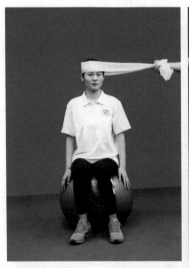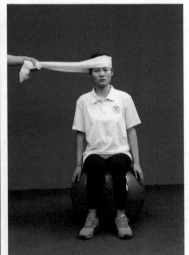

颈部左右方向静力性抗阻（中级）

2）前后方向

【初级动作】低头，弹力带从前往后拉，头向前发力做对抗。头向后仰，弹力带从前往后拉，头尽量不要被弹力带拉动。每天 3 ～ 4 组，每组 6 ～ 8 次，组间休息 10 秒。

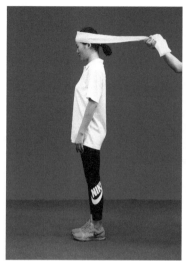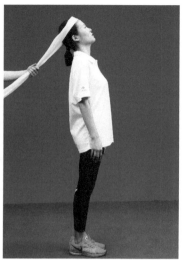

颈部前后方向静力性抗阻（初级）

【中级动作】身体端坐在瑞士球上，低头，弹力带从前往后拉，头向前发力做对抗。头向后仰，弹力带从前往后拉，头尽量不要被弹力带拉动。每天3 ~ 4组，每组6 ~ 8次，组间休息10秒。

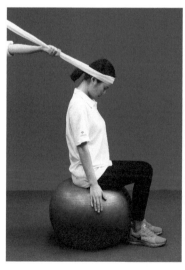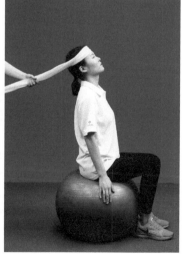

颈部前后方向静力性抗阻（中级）

三、健康指导

（1）颈椎病患者忌做大幅度的颈部环绕动作，防止椎动脉和颈部神经受压迫而产生头痛、晕厥及肩臂疼痛、手指发麻的症状。

（2）颈椎病急性发作期动作需缓慢，不要用力转动头部。

（3）养成良好的工作和生活习惯，避免长期低头，避免卧床阅读、看电视、无意识的甩头动作等。

（4）注意颈部保暖，避免颈部直接对着风扇、空调吹。

（5）选择合适的枕头，一般来说，枕头的合适高度是自己拳高的 1.5 倍。枕芯填充物不要过软。

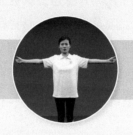

第三章

肩周炎的运动康复指南

一、肩周炎的概述

肩周炎又称肩关节周围炎，是一类引起盂肱关节僵硬的粘连性关节囊炎，表现为肩关节周围疼痛，肩关节各个方向主动和被动活动度降低。

1.临床症状

肩周炎是以肩关节疼痛和活动不便为主要症状的常见病症。临床上常将肩周炎病程分为三期。急性期：又称疼痛期，肩部疼痛为主，持续 2 ～ 9 个月；冻结期：又称僵硬期，慢性期，有明显的关节活动受限，关节几乎不能活动，持续 4 ～ 12 个月；恢复期：又称缓解期，解冻期，表现为软组织挛缩，粘连解除、炎症逐渐消退、疼痛消失，活动逐渐恢复，持续 5 ～ 26 个月。

2.致病因素

产生肩周炎的原因有很多，主要包括：肩部隐性挫伤、牵拉伤后肩部固定过久，肩周组织继发萎缩、粘连；或颈椎病，心、肺、胆道疾病发生的肩部牵涉痛，因原发病长期不愈使肩部肌肉持续性痉挛、缺血而形成炎性病灶，转变为真正的肩周炎。

二、肩周炎患者的运动康复指南

肩周炎的运动康复应该以解除疼痛为主，并预防肩关节功能障碍。运动要循序渐进、持之以恒。尽管肩周炎本身有很大比例的自愈性，但它可以使功能严重丧失数月甚至数年，因此，一旦诊断确立就需要积极地治疗。一套科学、简单、实用的肩关节运动操，就可能帮助患者增加关节活动度，减轻肩部疼痛，缩短病程，避免二次损伤。

适量的体育活动和日常活动能促进肩部和上肢肌力的恢复。生活中常用的动作经常需要不止一组肌肉的力量与协调，适当的肌肉自主牵伸训练既可以放松肌肉组织，也可增加肩关节肌肉的柔韧性。瑞士球的练习致力于提高肩关节的活动幅度，弹力带的练习以增强力量和协调性为主。

1.牵伸训练

（1）肩前部肌肉牵伸：面对柱子或门口直立。患臂伸直，与肩平行，手掌置于墙上或门框上，拇指朝上。全身向前倾。每天 2 组，每组 3 次，每次持续 5 ～ 10 秒。

肩前部肌肉牵伸

（2）肩外部肌肉牵伸：面对柱子或门口站立，右肩与门框在同一条直线上，脚尖朝前。右臂从身前绕至左肩，肘部顶住柱子。向外侧转体，直到右后肩有牵伸的感觉。每天 2 组，每组 15 次，每个持续 5 ～ 10 秒。

肩外部肌肉牵伸

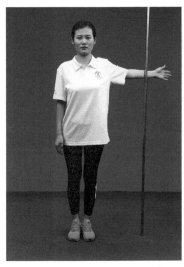
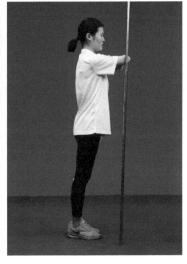

肩前部肌肉牵伸　　　　　　　　　　肩外部肌肉牵伸

（3）肩后部肌肉牵伸：面对门口或柱子站立，右肩与门框在同一条直线上。右手抓住门框内侧。当右手臂伸直、两脚站稳时，降低臀部的高度向下蹲。每天 2 组，每组 15 次，每次持续 5 ～ 10 秒。

肩后部肌肉牵伸

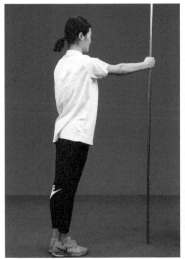
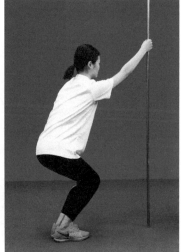

肩后部肌肉牵伸

2.活动度训练

（1）肩外展：这个动作能够伸展肩部肌群及提高肩关节活动度。站立，双肩与墙呈90°，双脚分开与肩等宽。单手持球撑在墙上，起始位时球在胸部高度。保持脊柱竖直，沿墙尽可能向上推球。保持手臂一直在体侧。保持数秒后回到初始姿势。换另一只手重复此动作。每天2组，每组15次。

肩外展

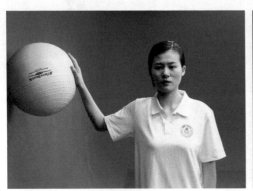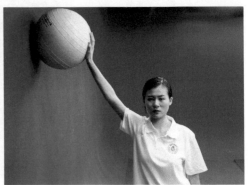

肩外展

（2）肩前屈：这个动作会引起胸肌轻微拉伸和肩关节伸展，能提高肌张力，对日常活动也有帮助。面向墙站立，双脚分开与肩等宽。持球撑在墙上，球在胸部高度。保持脊柱竖直，向上推球直到手贴近双耳。保持数秒后回到初始姿势。不要弓背。换另一只手重复此动作。每天2组，每组15次。

肩前屈

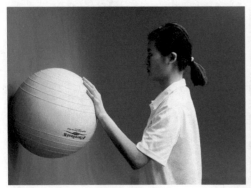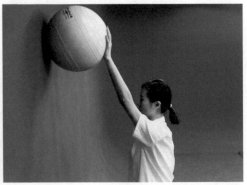

肩前屈

（3）肩旋转：右手握棍子或雨伞的一端，左手握住另一端。右上臂紧贴身体，不能分开。左手缓慢向前推，使右臂呈外旋位，再慢慢往回拉，使右臂呈内旋位，右上臂要一直紧贴于体侧。每天 2 组，每组 15 次。

肩旋转

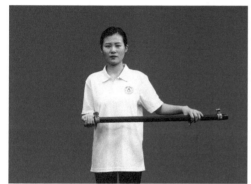
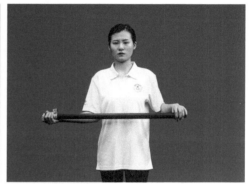

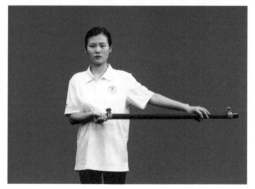

肩旋转

3.肌力训练

（1）肩前屈肌群：弹力带一端固定在地面或踩在脚底，患手抓住弹力带的另一端，向上拉弹力带。每天 2 组，每组 15 次。

肩前屈
肌群

（2）肩伸展肌群：弹力带一端固定在与手平行的位置，患手抓住弹力带的另一端，向后伸。每天 2 组，每组 15 次。

肩伸展
肌群

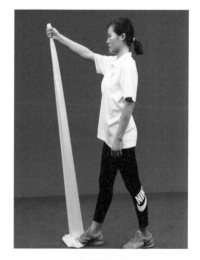

肩前屈肌群

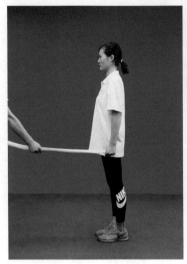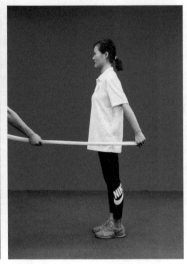

肩伸展肌群

（3）肩外转肌群：双手抓住弹力带，保持肘关节贴在身侧，前臂与地面平行，保持手腕和背部伸直。左手缓慢地做外旋，同时肩部用力向体侧挤压。缓慢收回。重复此动作。每天 2 组，每组 15 次。

肩外转肌群

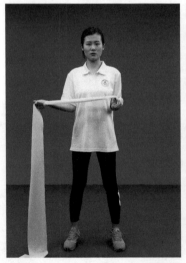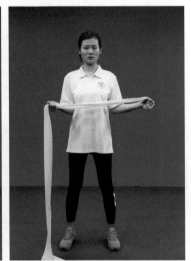

肩外转肌群

（4）肩内转肌群：将弹力带的一端固定在与肘关节同一高度的地方，另一端握在手中，肘部内收，缓慢拉动弹力带。重复此动作。每天 2 组，每组 15 次。

肩内转肌群

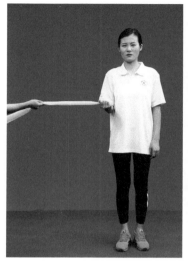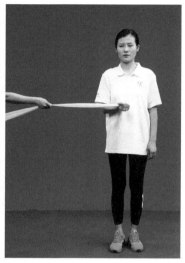

肩内转肌群

（5）肩稳定肌群：站位，肩关节前屈，与躯体呈 90°，一或两只手撑在瑞士球上。肩部向前用力，使手慢慢挤压瑞士球，然后肩部向后用力，使手慢慢收回。始终保持肘关节伸直，身体和瑞士球不动。重复此动作。每天 2 组，每组 15 次。

肩稳定肌群

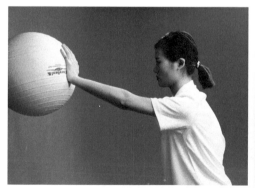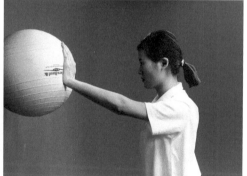

肩稳定肌群

三、健康指导

（1）训练要量力而行，尽量有人陪同监督，如有剧烈疼痛，应停止练习。

（2）睡觉时尽量不要压到患侧肩膀和手臂。

（3）注意保暖。

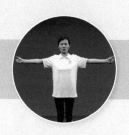

第四章

网球肘的运动康复指南

一、网球肘的概述

网球肘亦称肱骨外上髁炎，是肱骨外上髁处前臂伸肌总腱起点处的慢性损伤性炎症，因腕伸肌过度使用，引发附着于肱骨外上髁处的肌纤维组织撕裂、炎症、粘连、变性，产生前臂疼痛和功能障碍。

1.临床症状

网球肘的主要症状为慢性疼痛，早期只在劳累后偶感肘外侧酸胀和轻微疼痛，严重者伸腕或执筷时即痛，甚至疼痛向前臂或上臂放射，按压肘关节外侧发现有固定的压痛点。

2.致病因素

老年人由于肌肉力量下降，肌腱纤维退变、老化等因素，易发生过劳性损伤，发病率也较高。

二、网球肘的运动康复指南

网球肘治疗的关键在于防治结合，避免反复发作。老年患者在急性发作期后，症状虽然有所缓解，但腕伸肌生理功能已经下降。所以，稳定期的运动康复训练对于老年患者非常重要。主要通过关节主动活动、牵伸放松和肌肉力量训练，保持关节活动度、增加组织柔韧性、缓解肌肉紧张、减轻疼痛、加强关节的动态稳定性，最终增强腕伸肌抵抗过劳性损伤的能力，防止复发。

在运动训练中，当老年患者感到疲劳或不能再集中注意力时，应停止训练，注意休息。训练每周 3 ~ 4 天，每天 3 组，每组 10 ~ 15 次。每次牵伸在关节最大活动度处保持 10 ~ 15 秒，引发的疼痛以可耐受为度；上肢进行力量训练时注意节奏，动作要平稳，耸肩或脊柱侧屈等代偿动作应尽量避免。

1.关节主动活动训练

坐位，无阻力地进行全范围的腕关节屈伸、肘关节屈伸及前臂旋转活动。在最大活动度处保持 10 ~ 15 秒后放松。

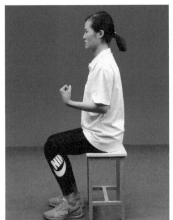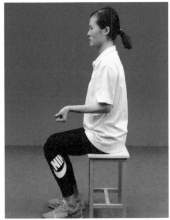

腕关节屈伸

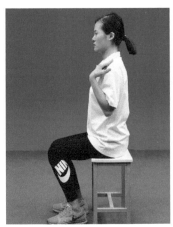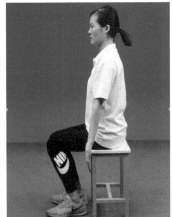

肘关节屈伸

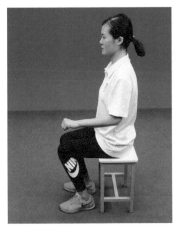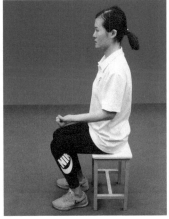

前臂旋转

2. 腕伸肌牵伸放松训练

【初级动作】坐位或站立位，患侧肘关节伸直且掌心朝内，保持此姿势，将腕关节向外侧偏并屈曲腕关节，另一只手对患侧手背进行持续性按压。

【中级动作】站立位，患侧肘关节伸直，掌心朝内，手背顶住墙壁，保持此姿势，通过挤压墙壁，使腕关节获得持续的牵伸。

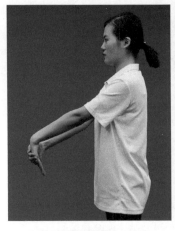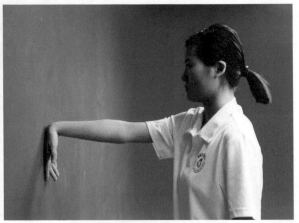

腕伸肌牵伸放松训练（初级）　　　　　　腕伸肌牵伸放松训练（中级）

3. 弹力带力量训练

（1）肘屈肌力量训练

肘屈肌力量训练（初级）

【初级动作】站立位，一脚在前将弹力绳踩住，两手握弹力带两端在身体两侧，掌心向上，上臂贴紧身体，向上弯曲手臂至最大活动度处。

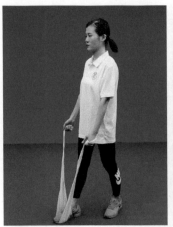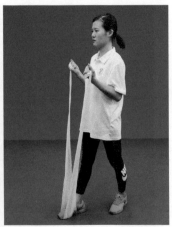

肘屈肌力量训练（初级）

【中级动作】站立位，将弹力带一端系在一个稳定的固体物上，与肩同高。肩关节前屈90°，患手抓住弹力带，肘关节伸直。保持肩关节稳定，屈曲肘关节将手靠近肩部。

肘屈肌力量训练（中级）

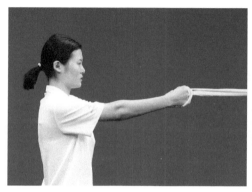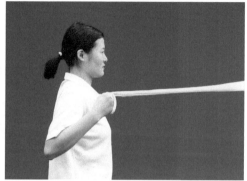

肘屈肌力量训练（中级）

（2）肘伸肌力量训练

肘伸肌力量训练（初级）

【初级动作】站立位，将弹力带中部系在一个稳定的固体物上，固定点高于头部。双手抓住弹力带两端，肘关节屈曲，再伸直肘关节。

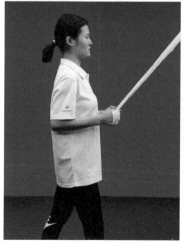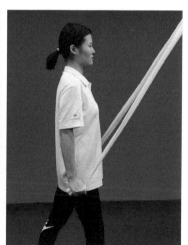

肘伸肌力量训练（初级）

【中级动作】弓箭步站立，后方脚站立在弹力带上固定，双手抓握弹力带，屈曲肘关节，前臂与地面平行，向上伸直肘关节拉长弹力带。

肘伸肌力量训练（中级）

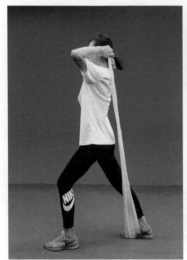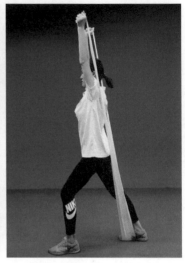

肘伸肌力量训练（中级）

（3）腕屈（伸）肌力量训练：坐在凳子上，一脚踩住弹力带的两端，健手固定患手前臂于大腿上。患手抓住弹力带，腕关节在无痛范围内，做屈伸运动。屈伸肌训练交替进行。若要增加难度，可改为坐在瑞士球上。

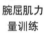

腕屈肌力　腕伸肌力
量训练　　量训练

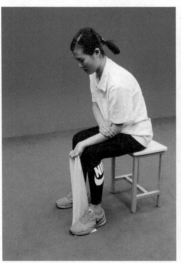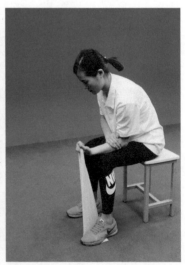

腕屈肌力量训练

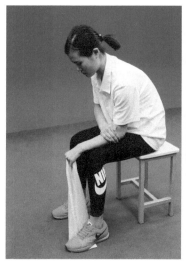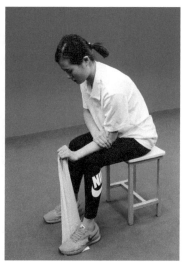

腕伸肌力量训练

（4）腕尺偏肌力量训练：坐位。一脚踩住弹力带的两端。患手放在体侧，抓住弹力带中部，掌心向内，拇指朝前。保持肘关节稳定，腕关节向后偏移拉伸弹力带。若要增加难度，可改为坐在瑞士球上。

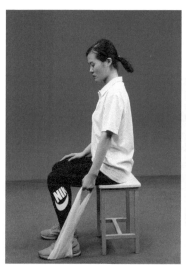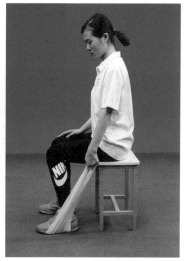

腕尺偏肌力量训练

（5）腕桡偏肌力量训练：坐位。一脚踩住弹力带的两端。健手固定患手前臂于大腿上。患手抓住弹力带中部，掌心向内，拇指向上，保持肘关节稳定，腕关节向上偏移拉伸弹力带，缓慢回到起始位置。若要增加难度，可改为坐在瑞士球上。

腕桡偏肌力量训练

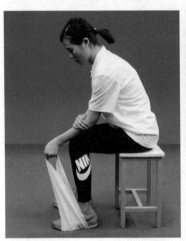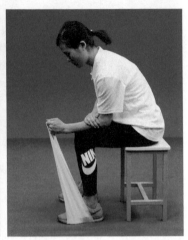

腕桡偏肌力量训练

（6）前臂旋转肌力量训练：坐位。一脚踩住弹力带的两端，健手固定患手前臂于大腿上。患手握住弹力带，腕关节伸直拉紧弹力带，前臂缓慢旋转拉伸弹力带，缓慢回到起始位置。若要增加难度，可改为坐在瑞士球上。

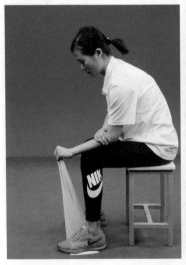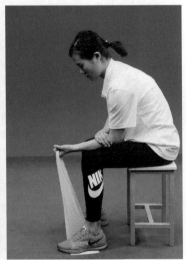

前臂旋转肌力量训练

（7）肩外展肌力量训练：站立位。一脚在前踩住弹力带或弹力管中部。双手握住弹力带的两端，保持肘关节伸直，上肢同时向两侧抬起，成一条直线，缓慢回到起始位置。若要增加难度，可改为上肢交替抬起。

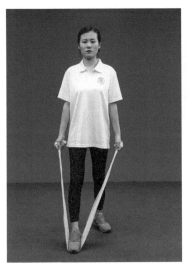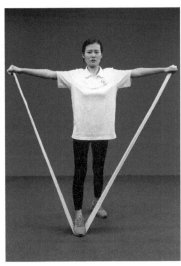

肩外展肌力量训练

（8）肩前屈肌力量训练：站立位。一脚在前踩住弹力带或弹力管中部。双手握住弹力带的两端，保持肘关节伸直，上肢同时向前抬起，与地面平行，缓慢回到起始位置。若要增加难度，可改为上肢交替抬起。

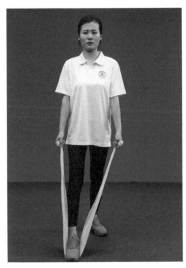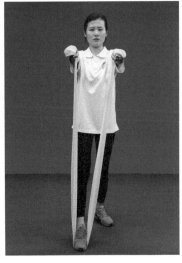

肩前屈肌力量训练

（9）肩内旋肌力量训练：站立位。将弹力带一端系在一个稳定的固体物上，患侧靠近固定物。患手握住弹力带另一端，上臂贴紧身体，肘关节屈曲90°，前臂与地面平行。拉伸弹力带远离固定点，缓慢回到起始位置。若要增加难度，可以在腋下夹一软垫。

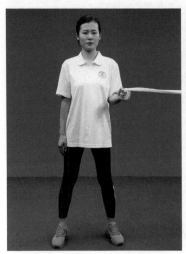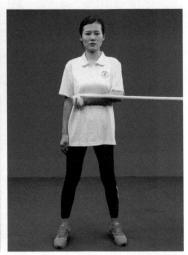

肩内旋肌力量训练

（10）肩外旋肌力量训练：站立位。将弹力带一端系在一个稳定的固体物上，健侧靠近固定物。患手握住弹力带另一端，上臂贴紧身体，肘关节屈曲90°，前臂与地面平行。拉伸弹力带远离固定点，缓慢回到起始位置。若要增加难度，可以在腋下夹一软垫。

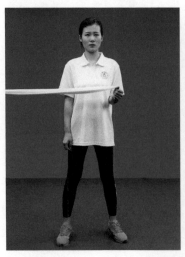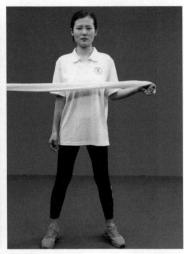

肩外旋肌力量训练

　　（11）橡胶扭转棒扭转训练：站立位或坐位。患侧肘关节屈曲，患手握住橡胶扭转棒下端，健手手心朝前握住扭转棒上端。健侧腕关节屈曲，患侧腕关节保持伸展，使橡胶扭转棒产生扭转，向前伸直双肘关节；患侧腕关节有控制地屈曲，使橡胶扭转棒慢慢回到非扭曲状态（注意：患侧腕关节控制橡胶扭转棒慢慢复原时，保持双肘关节伸直；活动引发的疼痛以可耐受为度）。

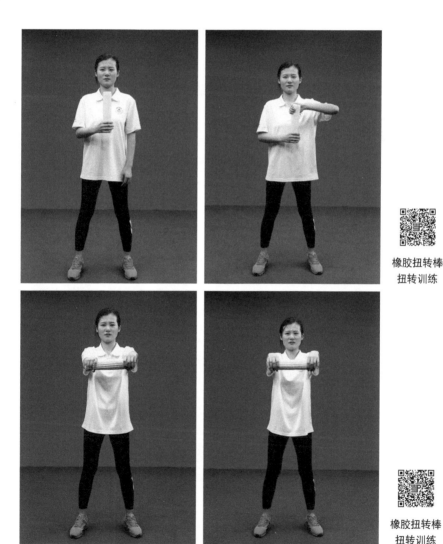

橡胶扭转棒扭转训练

橡胶扭转棒扭转训练

橡胶扭转棒扭转训练

三、健康指导

网球肘容易反复发作，要防治结合，预防为主。针对不同的人群，预防措施也不同。

（1）学习正确的运动方法，减少手部受力。经常持拍的球类运动者，纠正自己不正确的动作。

（2）运动之前，确保做好充分的热身运动，注意运动量和强度的控制，避免过度疲劳增加损伤风险。

（3）家庭主妇、手工劳动者、办公室工作人员等前臂活动频繁者，避免长时间保持或反复做前臂旋转、用力伸腕的动作，注意劳逸结合。

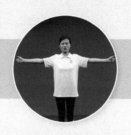

第五章

腰痛的运动康复指南

一、腰痛的概述

流行病学调查表明，大约有多达 2/3 的人一生中有过腰痛的症状，仅次于普通感冒，位居患者求医原因的第二位。

腰痛的病理因素十分复杂，任何接受神经末梢支配的腰椎结构都有可能成为疼痛的起源部位，如关节突、椎间盘、神经根及肌肉和韧带等。大多数学者认为，椎间源性疼痛、关节突源性疼痛和神经根及背根神经节病变是腰痛的主要关注点。

大部分腰痛找不到明确的病因，但绝大多数应和肌肉劳损、拉伤、扭伤有关。姿势不良、肥胖、怀孕时增重、压力、身体状况不佳、睡觉姿势不良也可能造成腰痛。

除此之外，一些特异性疾病也可能造成腰痛，包括骨质疏松症、脊椎椎间盘突出、骨质增生、骨关节炎、类风湿关节炎、脊椎压迫性骨折。脊椎感染或肿瘤虽较不常见，但也可能引起腰痛。

二、腰痛患者的康复运动指南

在腰痛的治疗中，运动疗法一直扮演着非常重要的角色。权威的腰痛治疗指南中强调腰痛治疗方法首选运动训练，运动训练的主要目的是增强脊柱附近肌群的核心肌力，提高脊柱的活动度及稳定性，以达到预防和缓解腰痛症状的效果。

（一）腰痛的瑞士球训练

1. 姿势控制训练

（1）仰卧位：平躺在训练毯上，双膝关节屈曲，足平放在地上，收紧下腹部肌肉。后背不能成弓形或下方留有空隙，平缓地吸气以填满整个胸腔。每天 5 ~ 6 组，每组 30 秒。

（2）坐位：背部挺直坐在球上，足与肩同宽，收缩下腹部肌肉，放松肩关节，肩胛骨稍向内收以防止"圆肩"。每天 5 ~ 6 组，每组 30 秒。

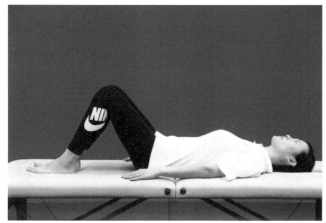
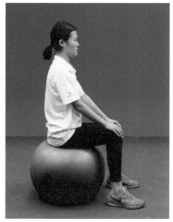

仰卧位　　　　　　　　　　　　　　坐　位

（3）俯卧位：腹部趴在瑞士球上，向前滚动直到球滚到膝盖或小腿的位置。收紧腹部和臀部的肌肉使脊柱保持挺直，尝试着保持这个姿势一段时间，在整个训练过程中要始终保持脊柱处于水平位置，不要让脊柱下塌或呈弓形。每天 5～6 组，每组 30 秒。

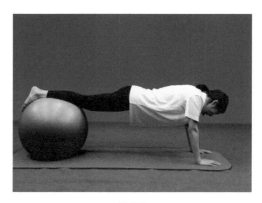

俯卧位

2. 核心稳定训练

（1）双桥运动

【初级动作】躺在运动垫上，将手臂放在体侧，把脚放在瑞士球上，使小腿放松。通过收紧臀部肌肉来提高骨盆，身体从肩到脚呈直线，记得要保持脊椎的中立且不允许腰背弯曲。重复此动作。每天 5～6 组，每组 10 次。

双桥运动
（初级）

【中级动作】保持初级的体位，用脚把球慢慢移向臀部。再慢慢地回到直腿的位置，仍然保持骨盆离开地面。记得要保持脊椎的中立且不允许腰背弯曲。每天 5 ~ 6 组，每组 10 次。

双桥运动
（中级）

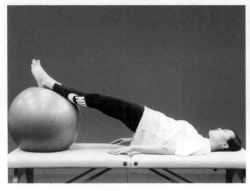
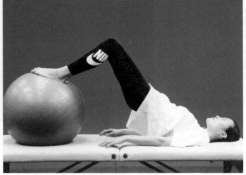

双桥运动（初级）   双桥运动（中级）

（2）反桥运动

【初级动作】把瑞士球放在肩膀下并把脚平放在地板上，双脚打开与肩同宽。将膝关节屈曲呈 90°。收紧腹部肌肉并且维持脊柱中立。每天 5 ~ 6 组，每组 30 秒。

【中级动作】保持初级的动作。下腹部肌肉收紧并且一侧屈髋屈膝至 90°。保持 10 秒，然后把腿落下至地面，换另一条腿重复以上动作。在训练过程中，不允许腰背塌陷或拱起。每天 5 ~ 6 组，每组 10 次。

反桥运动
（中级）

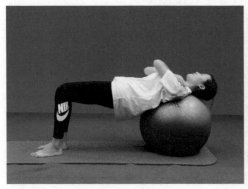

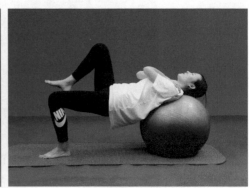

反桥运动（初级）   反桥运动（中级）

（二）腰痛的弹力带训练

1. 对角线卷腹训练

将弹力带固定，仰卧位屈膝，两手抓住弹力带。保持肘关节伸直，一侧肩关节向对侧膝关节方向旋转。肩关节抬离地面，慢慢收回。两侧交替。每天 6 ～ 8 组，每组 20 次，组间休息 10 秒。

对角线卷腹训练

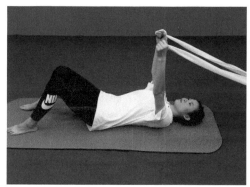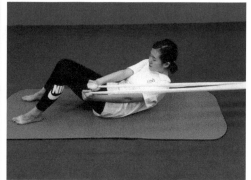

对角线卷腹

2. 侧拉训练

站立位，双足与肩同宽，将弹力带的一端用脚踩住，另一端用手握住。身体向一侧倾斜，牵拉弹力带，同时肘关节保持伸直。两侧交替。每天 6 ～ 8 组，每组 20 次，组间休息 10 秒。

侧拉训练

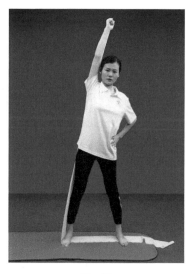

侧　拉

3. 单桥训练

侧卧位，双手各抓住弹力带的一端，一侧肘关节屈曲顶住身体，保持膝关节和后背挺直，将髋部抬离地面直到肩关节和髋关节平行。当对侧上肢稳定时随即伸展上肢抵抗弹力带，再慢慢回到起始位置。两侧交替。每天 6 ~ 8 组，每组 20 次，组间休息 10 秒。

单桥训练

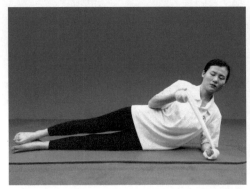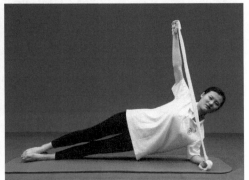

单　桥

4. 四点稳定训练

四点跪位，将弹力带的中部缠绕至双侧足底，双手固定住弹力带的另外两端。保持后背和脊柱挺直，一侧向后伸腿抵抗弹力带阻力，保持髋关节与膝关节伸直并与地面平行，随即换到另一侧，重复以上动作。两侧交替。每天 6 ~ 8 组，每组 20 次，组间休息 10 秒。

四点稳定
训练

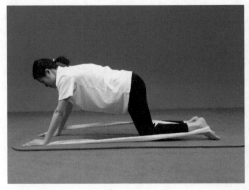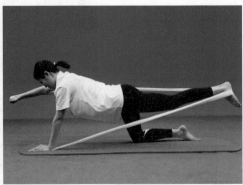

四点稳定

三、健康指导

（1）避免久坐，久站，睡觉时宜选用硬板床。

（2）女性应避免长期穿高跟鞋。

（3）寒冷天气注意保暖。

（4）避免扛或提重物及弯腰作业，避免过度疲劳。

（5）禁止突然扭转发力。

（6）不宜坐太软、太矮的沙发，宜坐软硬、高度适中的凳子。

（7）加强腰背肌锻炼。

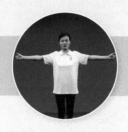

第六章

人工关节置换术的
运动康复指南

一、人工关节置换术的概述

人工关节置换术已成为老年患者治疗关节疾患、重建关节功能、缓解疼痛、恢复行走、提高生活质量的常见方法之一。目前，膝关节置换和髋关节置换是人工关节置换术中较常见的两类手术，所以本节主要介绍髋关节置换与膝关节置换术后的运动康复指导。

二、人工关节置换术的运动康复指南

人工关节置换术后的患者，如果没有正确地、积极地进行功能锻炼，即使手术置换的关节很理想，但功能却不能最大限度地恢复，也很难适应工作和生活的需要。因此，对患者手术后的护理及康复指导也就显得尤为重要，也是手术成功的关键因素。

（一）髋关节置换术

1.双桥训练

做四点支撑双桥运动，即在双肘及双脚支撑下抬臀并在空中保持 10 秒，再慢慢回到起始位置休息 10 秒。重复此动作。每天 5～6 组，每组 10 次，组间休息 5 分钟。

双桥训练

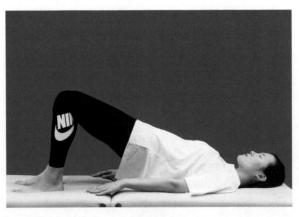

双桥训练

2.踝泵训练

患者仰卧位或坐位，踝关节做屈伸练习每天 50 次，动作要缓慢。

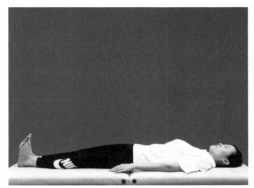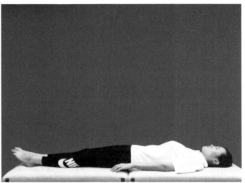

踝泵训练

3. 伸膝训练

患者仰卧位，将膝关节置于床沿，右侧小腿沿床边自然向下，左侧腿部在踝关节处绑上适当重量的沙袋，小腿伸直并保持 10 秒，再慢慢回到起始位置，休息 10 秒。重复此动作。每天 5 ~ 6 组，每组 10 次。

伸膝训练

伸膝训练

4. 屈髋训练

患者站立位，在患腿的脚踝处绑上重量适中的沙袋，健腿支撑，慢慢向前抬起患腿，膝关节不要高于髋关节，保持在最高处 10 秒，再慢慢回到起始位置，休息 10 秒。重复此动作。每天 5 ~ 6 组，每组 10 次。年纪偏大者，可以手扶拐杖、栏杆等保持稳定，防止摔跤（注意：髋关节屈曲最大角度不可超过 90°）。

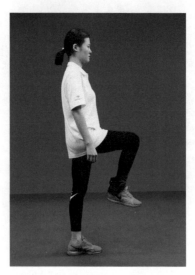

屈髋训练

5. 伸髋训练

患者站立位，在患腿的脚踝处绑上重量适中的沙袋，健腿支撑，慢慢向后踢患腿，保持在最高处 10 秒，再慢慢回到起始位置，休息 10 秒。重复此动作。每天 5 ~ 6 组，每组 10 次。年纪偏大者，可以手扶拐杖、栏杆等保持稳定，防止摔跤。

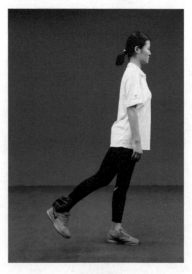

伸髋训练

6. 髋外展训练

患者站立位，在患腿的脚踝处绑上重量适中的沙袋，健腿支撑，慢慢向外踢患腿，保持在最高处10秒，再慢慢回到起始位置，休息10秒。重复此动作。每天5～6组，每组10次，组间休息1分钟。年纪偏大者，可以手扶拐杖、栏杆等保持稳定，防止摔跤。

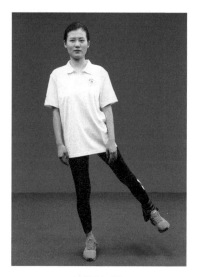

髋外展训练

7. 平衡训练

患者站在软垫上，双脚并拢，伸手触碰前后左右的物体，动作缓慢，前后左右各做30次。周围最好有保护，防止摔跤。

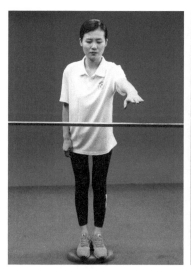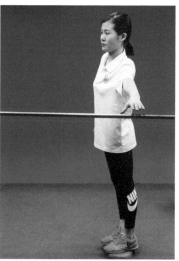

平衡训练

8.上下楼梯训练

上楼梯时患侧先上，下楼梯时健侧先下，每天 5～6 组，每组 6 次，每次 10 级台阶（注意：此方法只作为练习，生活中上下楼梯时，上楼时健侧先上，下楼时患侧先下）。

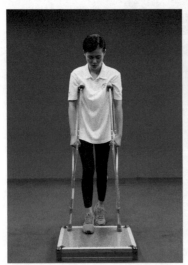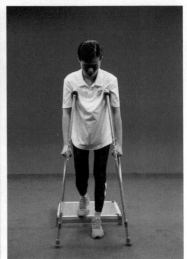

上下楼梯训练

注意事项：

（1）人工髋关节置换术后，脱位的发生率为 4.4%～6.2%，关节脱位通常发生在术后 3 个月内。为了防止术后关节脱位的发生，术后 3 个月内，患肢内旋、内收超过中线，屈髋超过 90° 等动作均属禁忌，需要注意以下动作。

• 侧卧时双膝之间应放一个枕头。

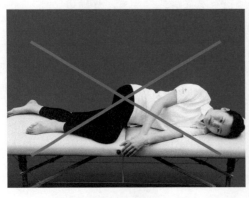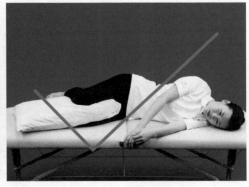

- 坐在床上时身体不能前弯去拉棉被。

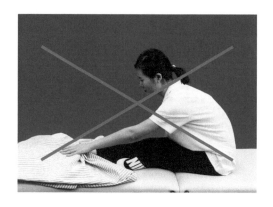

- 坐位时脚不能交叉。

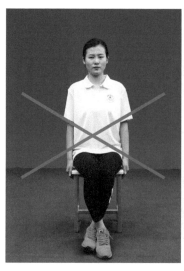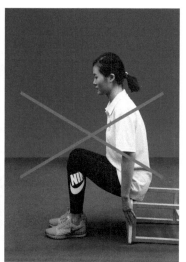

- 低的椅子、马桶不能坐。
- 坐凳子上不可过分弯腰去捡东西。
- 站立时脚尖不能向内。

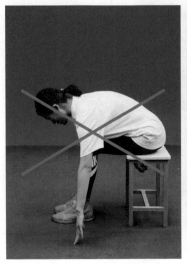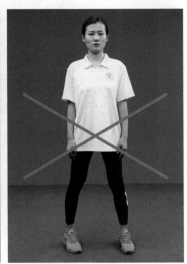

• 站立时身体不能过度前弯（甚至触地）。

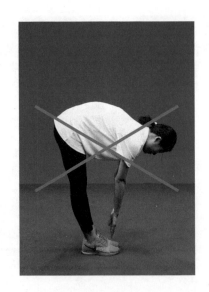

（2）髋关节置换术后康复应遵循个性化、渐进性、全面性三大原则。

（二）膝关节置换术

1. 踝泵训练

同"髋关节置换"。

2. 伸膝肌训练

患者坐在板凳上，在患腿的脚踝处绑上重量适中的沙袋，保持腰背直立，慢慢伸直患肢的膝关节并停留 10 秒，再慢慢回到起始位置，休息 10 秒。重复此动作。每天 5 ~ 6 组，每组 10 次。

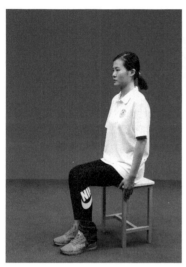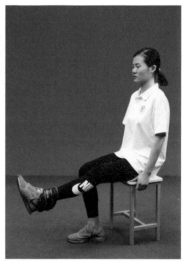

伸膝肌训练

3. 屈膝肌训练

健侧腿站立，在患侧脚踝处绑上重量适中的沙袋，进行患侧膝关节屈膝练习。屈至最大时保持 10 秒，放松休息 10 秒。重复此动作。每天 5 ~ 6 组，每组 10 次。

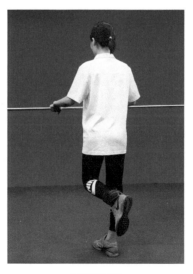

屈膝肌训练

4. 增加膝关节屈曲角度

患者取坐位，将一瓶大小适中的矿泉水瓶放在患肢的脚下，患者用力向后滚动矿泉水瓶，直至膝关节前侧有牵拉感停留 10 秒，放松休息 10 秒。重复此动作。每天 5 ～ 6 组，每组 10 次。

增加膝关节
屈曲角度

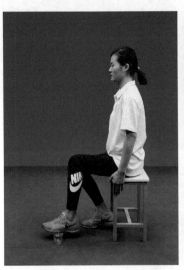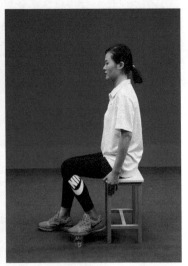

增加膝关节屈曲角度

5. 增加膝关节伸直角度

患者仰卧位，将患侧下肢伸直，在脚后跟下垫枕头，保持脚趾指向天花板，在膝关节上方放一个沙袋，重量以膝关节后侧有轻微的牵拉感为宜。每天 3 ～ 5 次，每次保持 15 ～ 30 分钟。

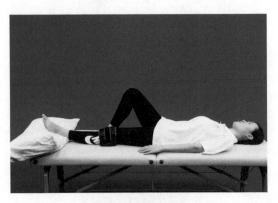

增加膝关节伸直角度

6. 髋关节训练

同髋关节置换。

7. 上下楼梯训练

同髋关节置换。

三、健康指导

（1）临床研究表明：术后疗效与手术适应证的选择、手术入路等技术有关，而术前、术后的康复治疗对功能的恢复有着不可忽视的作用。

（2）注意事项

- 密切观察伤口情况，若出现伤口红、肿、热现象，请及时就诊。
- 训练中，训练的强度因人而异，循序渐进，不要出现过度疲劳。

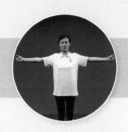

第七章

关节炎的运动康复指南

一、关节炎的概述

关节炎泛指发生在人体关节及其周围组织的炎性疾病，临床常见的关节炎主要包括：类风湿关节炎、骨关节炎、强直性脊柱炎、痛风性关节炎、反应性关节炎、感染性关节炎、创伤性关节炎、银屑病关节炎、肠病性关节炎及其他全身性疾病的关节表现包括系统性红斑狼疮、肿瘤、血液病等。

1.临床症状

临床表现为关节的红、肿、热、痛、功能障碍及关节畸形。

2.致病因素

关节炎的病因复杂，主要与炎症、自身免疫反应、感染、代谢紊乱、创伤、退行性病变等因素有关。关节炎是风湿病最常见的表现之一。

二、关节炎的运动康复指南

最近国外有研究表明，运动训练不仅可以缓解疼痛和减少残疾，还可以降低关节炎的发病率，正确且适当的运动，可以有效地减缓骨关节炎的进程。关节炎患者进行运动可以维持关节活动度，增强关节周围肌肉力量，保持骨骼和软骨组织强壮健康，改善日常活动能力，改善整体健康水平等。

1.颈部运动

【初级动作】身体直立，颈部挺直，全身放松。用右手掌来回摩擦颈部，口中默念 10 下后，开始捏后颈。然后换左手。如此反复，每天做 30 ~ 50 次。

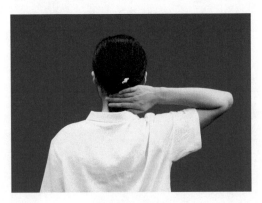

颈部运动（初级）

【中级动作】身体直立，颈部挺直，全身放松。用右手掌来回摩擦颈部，口中默念 10 下后，开始捏后颈。然后换左手。最后颈部缓慢最大程度后仰，保持这种姿势，并缓慢左右转动，连续做 5 次。每天 4 ～ 5 组，每组 5 次。

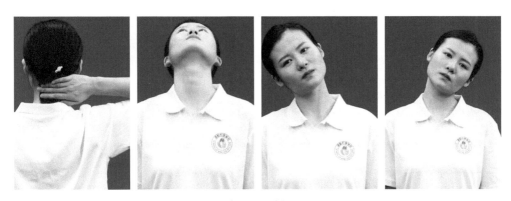

颈部运动（中级）

2. 肩关节运动

肩关节运动(初级)

【初级动作】弯腰垂臂，甩动患臂，以肩为中心，做由里向外或由外向里的画圈运动，用臂的甩动带动肩关节活动。幅度由小到大，如此反复，每天做 30 ～ 50 次。

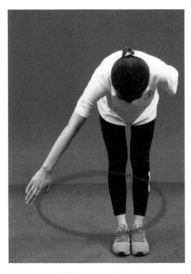

肩关节运动（初级）

【中级动作】平卧位，两手十指交叉，掌心向上，放在头后部（枕部），先使两肘尽量内收，然后再尽量外展。如此反复，每天做 20 ～ 30 次。

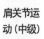

肩关节运动（中级）

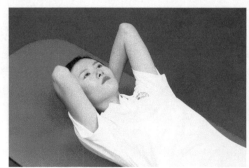
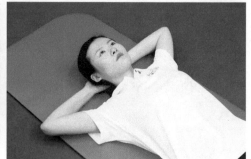

肩关节运动（中级）

3. 腰部运动

【初级动作】站在地上，两脚分开，两臂侧平举，腰向前弯，先用右手摸左脚尖，然后站起来，再用左手摸右脚尖。如此反复，每天做 30 ～ 50 次。

腰部运动（初级）

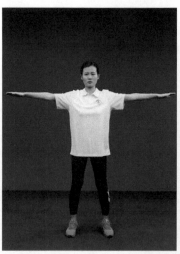
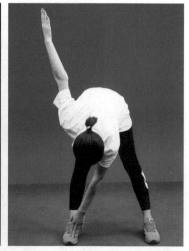

腰部运动（初级）

【中级动作】俯卧在床上，头部、胸部抬起，以小腹部着床，两臂向后伸展，两腿并拢伸直尽量向上抬，姿势像燕子飞一样，停留 10 秒放下，休息片刻再做。如此反复，每天做 30 ～ 50 次。

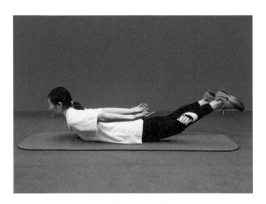

腰部运动（中级）

4. 髋关节运动

【初级动作】双手前伸，抓住固定物，身体直立，双足分开，与肩同宽，缓慢下蹲后再站立。如此反复，每天做 30 ～ 50 次。

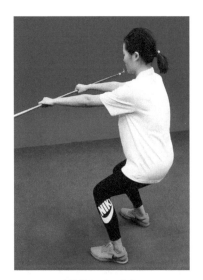

髋关节运动（初级）

【中级动作】平卧位，一只脚平放在床上，另一条腿屈髋 90°，膝关节伸直，以髋关节为轴心，做画圈动作，然后换另一条腿。如此反复，每天做 30 ～ 50 次。

髋关节运动（中级）

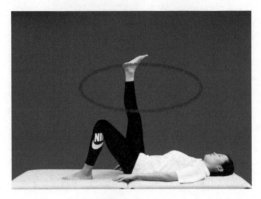

髋关节运动（中级）

5. 膝关节运动

【初级动作】坐在椅子上，右腿弯曲，脚触地，左腿伸直，脚跟着地，抬高左侧小腿直到与地面平行，再慢慢地放下。然后换右腿练习。如此反复，每天做 30 ~ 50 次。

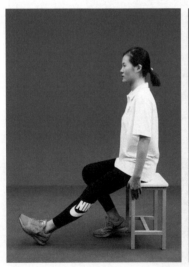 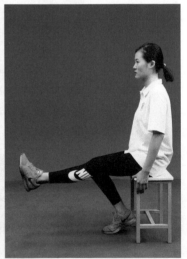

膝关节运动（初级）

【中级动作】手臂伸直扶着固定物，然后缓慢尽量下蹲到 60°，在最低处保持 10 秒，再缓慢站起。如此反复，每天做 30 ~ 50 次。

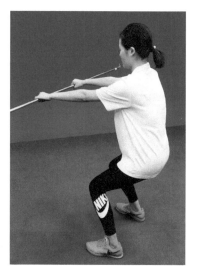

膝关节运动（中级）

6. 踝关节运动

【初级动作】坐在凳子上，一腿支撑，另一腿离开地面，以踝关节为中心，用脚掌画字母"ABCDEFG"，换腿做上述练习。每天 4 ～ 5 组，每组 5 次。

踝关节运动（初级）

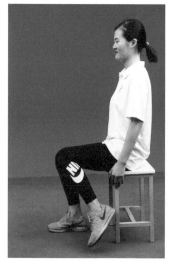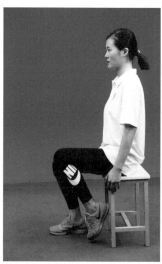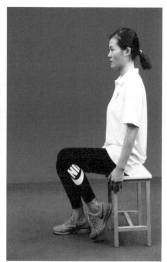

踝关节运动（初级）

【中级动作】坐在瑞士球上，一腿支撑，另一腿离开地面，以踝关节为中心，用脚掌画字母"ABCDEFG"，换腿做上述练习。每天 4 ～ 5 组，每组 5 次。

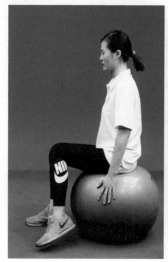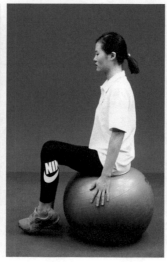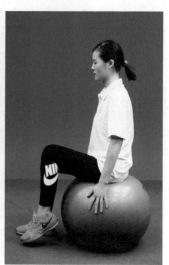

踝关节运动（中级）

除了每日清晨起床后和晚睡前练习外，更重要的是在劳累、运动前后和长时间不活动的情况下做活动前练习。

三、健康指导

（1）预防
· 注意关节的保暖，每天可定时进行关节热敷和按摩。
· 避免关节的过度劳累，尽量不要做膝关节的下蹲运动。
· 过于肥胖者应减轻体重。
· 进行体育锻炼应避免过量。
· 对于病变的关节用护膝来保护，平时最好多吃含钙量高的食物，多晒太阳，以防止骨质疏松症的发生。
（2）尽早发现骨关节病变是治疗的关键，患者在早期可以通过以下症状做简单的自我判断。
· 当骨关节炎患者揉捏骨节时，骨节所发出的声音是琐碎的，像握雪的声音。
· 关节感觉酸、疼，有时有肿痛感，阴天、受凉、过劳会加重，是骨关节炎的早期症状。

- 身体某个或某些关节开始运转不自如时。

- 时常感觉手脚僵硬或久坐后突然感到有些关节僵硬。这些都是骨关节炎的重要信号，应提高警惕，及时就诊。

（3）休息与运动

在骨关节炎发病的急性期，要减少运动，适当休息，保持良好的睡眠。尽量让患者自己经常变换肢体位置，做一些不使关节肿痛加重的活动，防止关节挛缩、强直和肌萎缩，活动量由小到大，以翌日晨起关节肿痛、乏力消失为度。慢性或恢复期患者应以主动活动为主，依病情制订活动计划，以改善或防止关节功能不全和残疾。同时增强体质，提高患者的抗病能力。

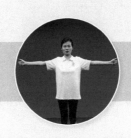

第八章

骨折术后的
运动康复指南

一、骨折的概述

骨折是指骨的完整性和连续性中断，由外伤或内伤等原因致使骨质部分或完全断裂的一种疾病。多由外力、肌肉拉力或骨病所造成。骨折通常可分为截断、碎断或斜断，患处可有淤血、肿痛、错位、畸形、骨擦音、轴心叩击痛、异常活动及功能障碍等种种表现。

1. 临床表现

（1）畸形：骨折端移位可使患肢外形发生改变，主要表现为缩短、成角、延长。

（2）异常活动：正常情况下肢体不能活动的部位，骨折后出现不正常的活动。

（3）骨擦音或骨擦感：骨折后两骨折端相互摩擦撞击，可产生骨擦音或骨擦感。

2. 致病因素

发生骨折的原因主要有三种情况。

（1）直接暴力：暴力直接作用于骨骼某一部位，使受伤部位发生骨折，常伴不同程度软组织损伤。

（2）间接暴力：间接暴力作用时通过纵向传导、杠杆作用或扭转作用使远处发生骨折。

（3）积累性劳损：长期、反复、轻微的直接或间接损伤可致使肢体某一特定部位骨折，又称疲劳骨折。

二、骨折术后的运动康复指南

本节主要为骨折术后的运动康复方法。主要分为早期和后期的训练，早期主要为消除肿胀，关节活动度训练；后期主要为肌力和关节活动度训练。

（一）骨折术后早期训练

1. 钟摆运动

身体前屈，患肢自然下垂，让患者画圈。每天每个方向 3 ~ 6 组，每组 10 次。

钟摆运动

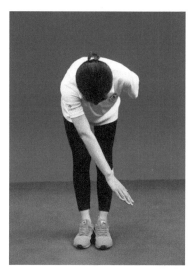

钟摆运动

2. 体操棒运动

体操棒置于身前，双手握住体操棒的两端，健手把患手轻轻向外推，到活动度末端停留 10 秒，然后再慢慢地回到起始位置。重复此动作。每天 5～6 组，每组 10 次。

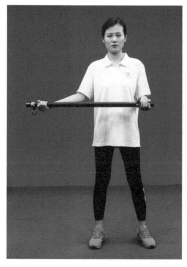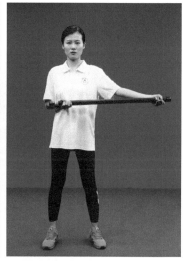

体操棒运动（内收外旋）

体操棒置于身后，可以双手握住体操棒的两端，健侧手把患侧轻轻向外拉，到活动度末端停留 10 秒，然后再慢慢地回到起始位置。重复此动作。每天 5 ～ 6 组，每组 10 次。

体操棒运动
（内收内旋）

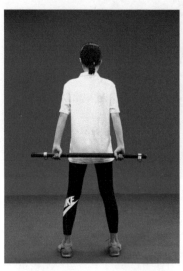 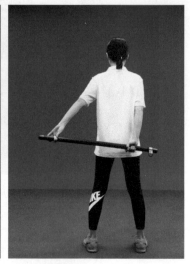

体操棒运动（内收内旋）

体操棒置于身前，可以双手握住体操棒的两端，健手把患手轻轻向前上方推，患肩做前屈运动，到活动度末端停留 10 秒，然后再慢慢地回到起始位置。重复此动作。每天 5 ～ 6 组，每组 10 次。

体操棒运动
（肩前屈）

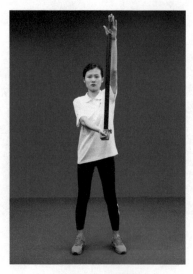

体操棒运动（肩前屈）

3.肘关节运动

用手或其他平台支持肘部，开始时，肘关节尽量伸直，然后慢慢地弯曲肘关节到活动度末端，停留10秒，然后再慢慢地回到起始位置。重复此动作。每天3～6组，每组10次。

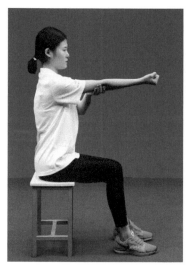
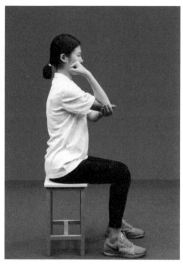

肘关节屈伸运动

支撑住前臂和肘关节，肘关节向内侧和外侧旋转，在关节活动度末端都停留10秒，然后再回到起始位置。重复此动作。每天5～6组，每组10次。

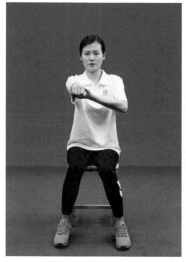
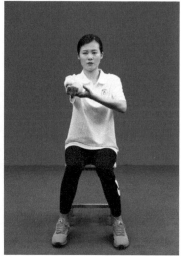

肘关节旋前旋后运动

4.腕关节运动

腕关节尽量伸直，然后慢慢地弯曲或伸直腕关节到活动度末端，停留10秒，然后再慢慢地回到起始位置。重复此动作。每天 5 ~ 6 组，每组10 次。

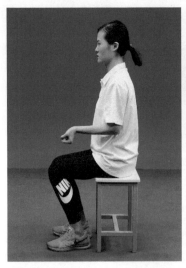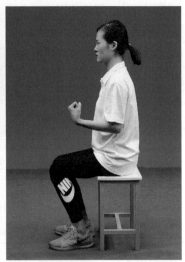

腕关节运动

5.髋关节运动

仰卧躺在床上，屈髋屈膝，枕头放在膝盖下，然后慢慢抬高臀部，到活动度末端保持 3 秒，最后慢慢地放下臀部，回到起始位置。重复此动作。每天5 ~ 6 组，每组 10 次。

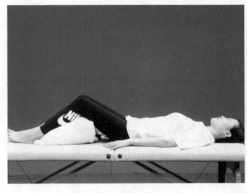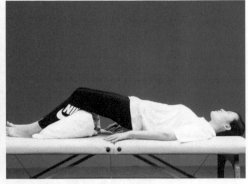

伸 髋

　　仰卧躺在床上，双腿伸直，然后慢慢地屈髋屈膝，再慢慢回到起始位置。如果肌力允许，可以伸直腿抬离床面，再慢慢回到起始位置。重复此动作。每天 5 ～ 6 组，每组 10 次。

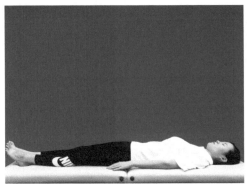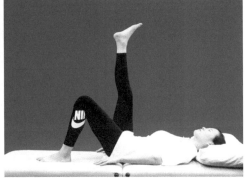

屈　髋

6. 下肢爬墙运动

下肢爬墙
运动

　　把患腿放到健腿上，让健腿带患腿在墙面上上下移动，到活动度末端时，停留 10 秒。重复此动作。每天 3 ～ 6 组，每组 10 次。

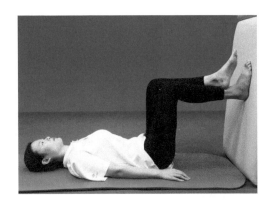

下肢爬墙运动

7. 踝泵运动

　　仰卧躺在床上，膝关节伸直，踝关节用力往下踩，然后用力往回拉。重复此动作。每天 3 组，每组 50 次。

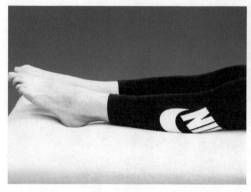
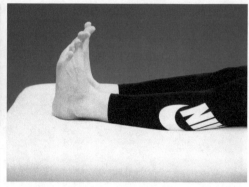

踝泵运动

8. 踝关节写字运动

坐在凳子上，把患腿抬离地面，用脚尖在地面上写"ABCD"。每天 3 ～ 6 组，每个字母每组写 5 次（注意：在此训练中，如果下肢平衡较差，可以靠墙坐，进行练习）。

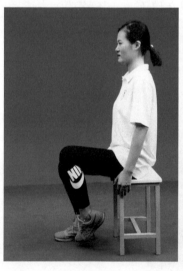
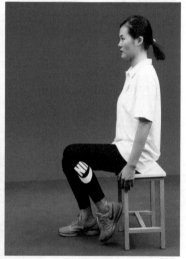

踝关节写字运动

（二）骨折术后后期训练

1. 弹力带抗阻内旋

弹力带的一端固定在一个稳定的地方，手握住另一端，上臂夹紧胸壁，前臂与上臂呈 90°，然后手对抗弹力带阻力往身体的方向旋转，

弹力带抗
阻内旋

肩关节做内旋的动作，到活动度末端停留 3 秒，最后回到起始位置。重复此动作。每天 5 ~ 6 组，每组 10 次。

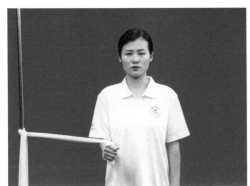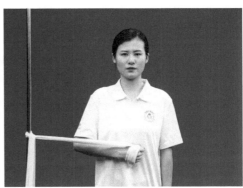

弹力带抗阻内旋

2. 弹力带抗阻外旋

弹力带的一端固定在一个稳定的地方，手握住另一端，上臂夹紧胸壁，前臂与上臂呈 90°，然后手对抗弹力带阻力往远离身体的方向旋转，肩关节做外旋的动作，到活动度末端停留 3 秒，最后回到起始位置。重复此动作。每天 5 ~ 6 组，每组 10 次。

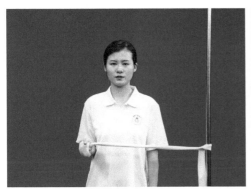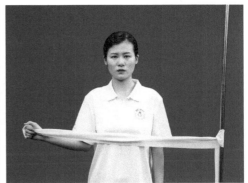

弹力带抗阻外旋

3. 耸肩

把弹力带踩在脚下，手握弹力带的两端，手臂自然下垂，然后双肩往上提，呈耸肩状，保持 3 秒，最后慢慢地回到起始位置。重复此动作。每天 3 ~ 6 组，每组 10 次。

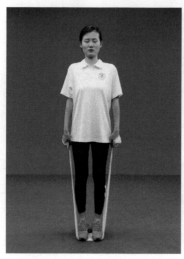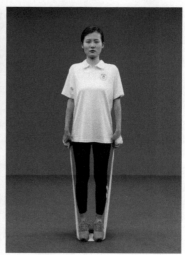

耸 肩

4. 肩抗阻外展

把弹力带踩在脚下，手握弹力带的两端，手臂自然下垂，然后手臂向外侧打开，尽量与肩水平，保持 3 秒，最后慢慢地回到起始位置。重复此动作。每天 3 ～ 6 组，每组 10 次。

肩抗阻
外展

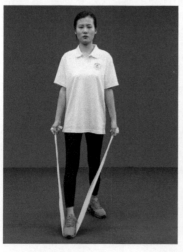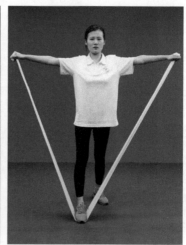

肩抗阻外展

5. 肩抗阻前屈

把弹力带踩在脚下，手握弹力带的两端，手臂自然下垂，然后手臂向前侧上举，尽量与肩保持水平，保持 3 秒，最后慢慢地回到起始位置。重复此动作。每天 5 ～ 6 组，每组 10 次。

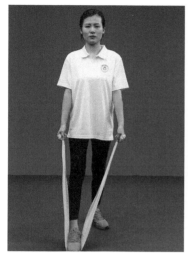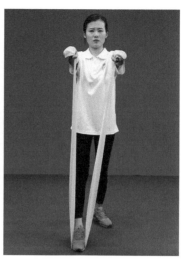

肩抗阻前屈

6. 肩抗阻伸展

弹力带一端固定在牢靠的地方，双手握住弹力带的一端，肘关节伸直，然后肩关节做后伸的动作，到活动度末端保持 3 秒，最后慢慢地回到起始位置。重复此动作。每天 3 ～ 6 组，每组 10 次。

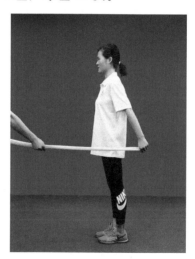

肩抗阻伸展

7. 肩抗阻前推

自然站立，弹力带一端固定在牢靠的地方，手握弹力带的另一端，然后再慢慢的对抗弹力带的阻力向前推，与此同时肩胛骨相对于胸廓前移到活动度末端，保持 3 秒，再慢慢地放松，回到起始位置。重复此动作。每天 3 ～ 6 组，每组 10 次。

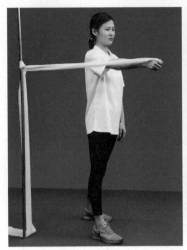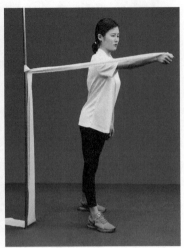

肩抗阻前推

8. 腕抗阻屈曲

弹力的一端固定在脚下，另一端握在手中，腕部呈中立位，然后腕关节对抗弹力带的阻力做屈曲动作，到活动度末端保持 3 秒，最后再慢慢地回到起始位置。重复此动作。每天 5 ~ 6 组，每组 10 次。

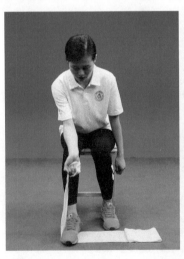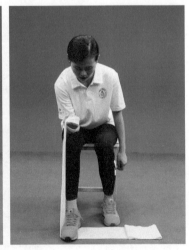

腕抗阻屈曲

9. 髋抗阻内旋

坐在一条长凳上，把弹力带一端固定牢靠，另一端固定在脚踝上；然后内旋髋关节，注意不要弯腰和屈髋，最后慢慢地回到起始位置。重复此动作。每天 3 ~ 6 组，每组 8 ~ 12 次。

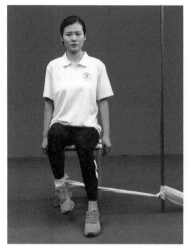
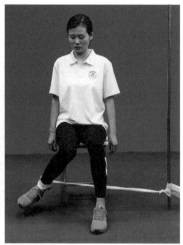

髋抗阻内旋

10. 屈髋

站立于地面，把弹力带一端固定牢靠，另一端固定在脚踝上；轻轻向前摆动脚，然后再慢慢地回到起始位置。注意整个过程中膝盖伸直，不弯腰，腹部收紧。重复此动作。每天3～6组，每组8～12次。

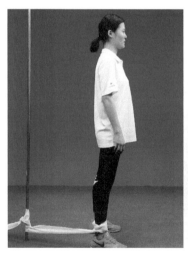
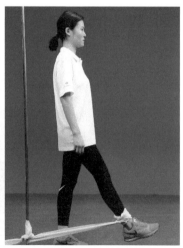

屈　髋

11. 伸髋

站立于地面，把弹力带一端固定牢靠，另一端固定在脚踝上；慢慢地往后摆动腿，然后再慢慢地回到起始位置。注意整个过程中膝盖伸直，不弯腰，腹部收紧。重复此动作。每天3～6组，每组

伸髋

8～12次（注意：平衡较差者，可以手扶拐杖、栏杆等保持稳定，防止摔跤。在骨折固定不稳或骨折未处理时，不宜做此动作，且在做此动作时，应循序渐进，遵循肌肉力量训练原则）。

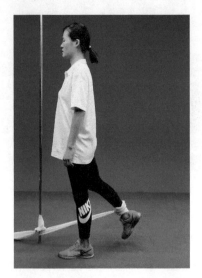

伸　髋

12. 髋外展

站立于地面，把弹力带一端固定牢靠，另一端固定在脚踝上；慢慢地把腿往外摆动，然后再慢慢地回到起始位置。注意整个过程中膝盖伸直，不弯腰，腹部收紧。重复此动作。每天3～6组，每组8～12次。

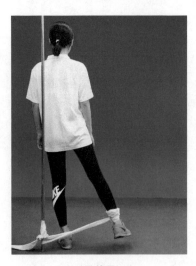

髋外展

13. 髋内收

站立于地面，把弹力带一端固定牢靠，另一端固定在脚踝上，把脚抬离地面；慢慢地把腿向对侧摆动，然后再慢慢地回到起始位置。注意整个过程中膝盖伸直，不弯腰，腹部收紧。重复此动作。每天 3 ～ 6 组，每组 8 ～ 12 次。

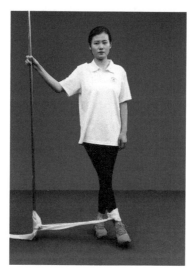

髋内收

14. 膝关节屈曲

把弹力带一端固定牢靠，另一端固定在脚踝上，面朝固定点坐在长凳上，伸直膝关节；然后弯曲膝关节，再慢慢地回到起始位置。注意整个过程中不弯腰，腹部收紧。重复此动作。每天 3 ～ 6 组，每组 8 ～ 12 次。

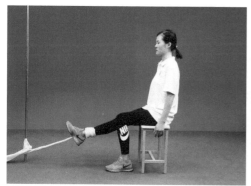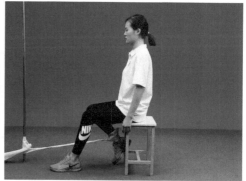

屈　膝

15. 伸膝

把弹力带一端固定牢靠，另一端固定在脚踝上，侧面朝固定点坐在长凳上，伸直膝关节；然后弯曲膝关节，再慢慢地回到起始位置。注意整个过程中不弯腰，腹部收紧。重复此动作。每天 3 ～ 6 组，每组 8 ～ 12 次。

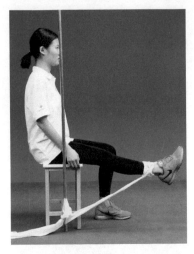

伸 膝

16. 终末端伸膝

方法：如图 a 站立位，弹力带的一端固定牢靠，另一端绕在大腿的下端，微屈膝，感觉弹力带拉紧；如图 b，膝盖轻轻地往后去拉弹力带，让膝盖完全伸直；最后又慢慢地回到起始位置。重复此动作。每天 3 ～ 6 组，每组 8 ～ 12 次。

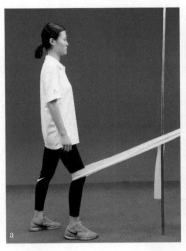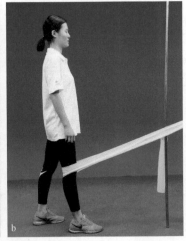

终末端伸膝

17. 踝关节运动

坐在瑜伽垫上，把弹力带一端绕在两脚掌的中部，另一端固定在牢靠的地方，脚踝呈中立位；然后双脚的脚背往身体的方向用力；最后再轻轻地回到起始位置。整个过程尽量不要动用膝关节周围的肌肉来参与，不弯腰，腹部收紧。重复此动作。每天 3 ~ 6 组，每组 8 ~ 12 次。

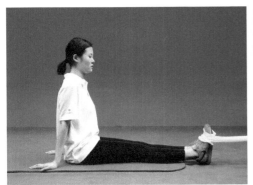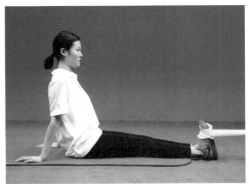

踝背屈

坐在瑜伽垫上，把弹力带绕在两脚掌的中部，双手抓住弹力带的一端；然后绕有弹力带的脚掌用力往下压；最后，再慢慢地回到起始位置。整个过程，尽量不动用膝关节参与，不弯腰，腹部收紧。重复此动作。每天 3 ~ 6 组，每组 8 ~ 12 次。

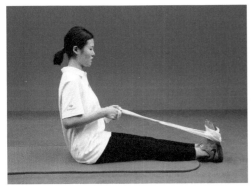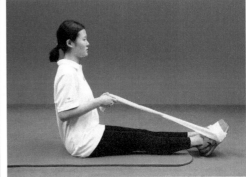

踝跖屈

三、健康指导

（1）预防术后并发症：提倡早活动，晚负重。

（2）骨折术后的康复原则：个性化原则，循序渐进原则，全身训练原则。

（3）体位摆放：患肢高于心脏，利于消肿。

（4）体位变化：勤翻身，多做关节生理活动。如髋关节的前屈后伸、内收外展、内旋外旋，膝关节的屈伸，踝关节的跖屈和背屈、内翻和外翻。

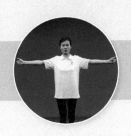

第九章

骨质疏松症的
运动康复指南

一、骨质疏松症的概述

骨质疏松症 (osteoporosis，OP) 被定义为：以骨量减少、骨的微观结构退化为特征，使骨的脆性增加以致发生骨折的一种全身性骨骼疾病。它是随着年龄的增长必然发生的一种生理性退行性病变。骨质疏松症已成为世界范围内流行的疾病，尤其在绝经期妇女和老年人中发病率极高。

1. 临床症状

骨质疏松症常见的临床症状有疼痛、身长缩短、驼背、骨折骨。

2. 致病因素

骨质疏松症除了主要与绝经和年老有关的原发性骨质疏松症外，还可能由内分泌疾病、长期制动、神经肌肉系统疾病等多种疾病引起。

二、骨质疏松症的运动康复指南

大量的研究表明，骨骼纵向的压力对于减少骨钙的丢失最为重要，适当的运动还能增强肌肉力量，提高平衡能力，减少跌倒的危险性，从而降低因骨质疏松症引起的骨折发生率。另外，适当的运动还能减轻因骨质疏松症引起的疼痛症状，全面提高身体素质，从而有利于日常生活能力和生活质量的提高。每周 3 ~ 5 天的中等强度承重有氧训练，每次 30 ~ 60 分钟。

需要注意的是，具体的活动强度及是否可在负重条件下运动应当根据自身身体状况等因素确定，不强求一致。

（一）下肢承重及力量训练

1. 踏步运动或步行

站立位，双上肢自然下垂，平视前方，双脚稍分开做原地踏步。每天 2 次，每次 5 分钟。

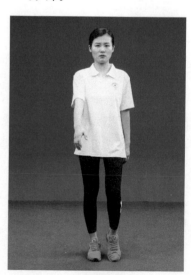

踏步运动

2. 踮脚运动

站立位，身体直立，目视前方，双脚踮起保持 3 秒回到直立位。每天 2 组，每组 10 次。

踮脚运动

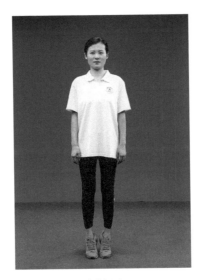
踮脚运动

3. 髋外展

站立位，手扶墙等固定物，一侧下肢向外侧打开，保持身体直立位。每天 2 组，每组 20 次。

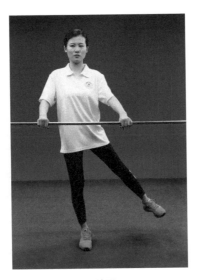
髋外展

4. 后伸髋

站立位，手扶墙，一侧下肢向后侧踢腿，膝关节伸直，保持身体直立位。每天 2 组，每组 20 次。

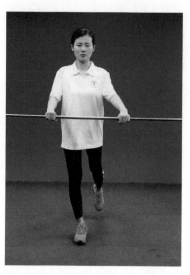

后伸髋

5. 伸膝

端坐位，身体直立，屈曲膝关节，然后缓慢伸直膝关节，保持 5 秒再回到起始位置。每天 2 组，每组 20 次。

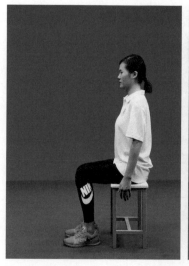
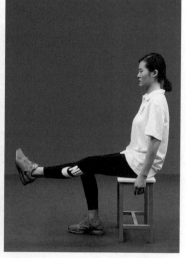

伸 膝

6. 屈膝

手扶固定物，站立位，然后缓慢屈曲一侧膝关节。每天 2 组，每组 20 次。

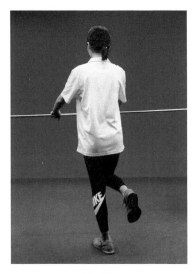

屈 膝

（二）上肢力量训练

除了注意脊柱和下肢骨骼的受力外，上肢骨骼的受力状况也很重要。人们可以用各种方式活动上肢，例如，做肩关节、肘关节、腕关节的屈、伸、旋转等运动，也可以手握弹力带进行运动。

1. 双肩外展

站立位，双手慢慢向两侧上抬到肩部水平，注意肘关节伸直，保持 3 秒然后缓慢地回到起始位置。每天 2 组，每组 20 次。若要增加难度，将弹力带固定于双脚下，双手握住弹力带两端。

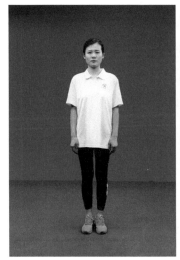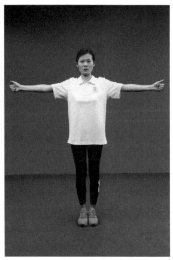

双肩外展

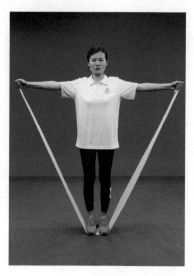

抗阻双肩外展

2. 肩旋转

站立位或坐位，一侧手上臂紧贴胸壁，肘关节呈 90°，弹力带一端固定，手握弹力带另一端拉向腹部。保持 3 秒。每天 2 组，每组 10 次。

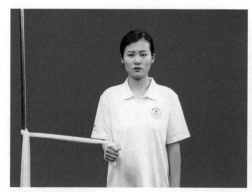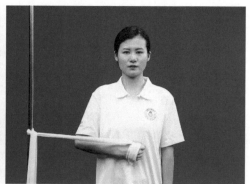

肩旋转

（三）平衡训练（瑞士球训练）

1. 坐位肩上举训练

端坐于瑞士球上，右手缓慢上举至最大位置，保持平衡 3 秒，然后缓慢地回到起始位置。脊柱始终处于中立位。每天 2 组，每组 20 次。若要增加难度，可双上肢同时上举。

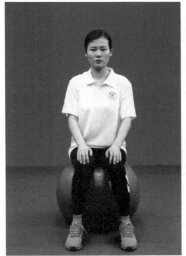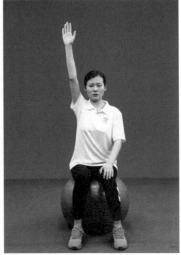

坐位肩上
举训练
（初级）

坐位肩上举训练（初级）

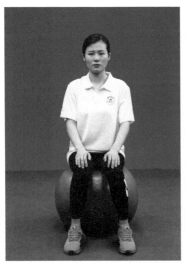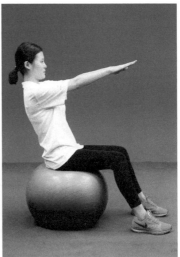

坐位肩上
举训练
（中级）

坐位肩上举训练（中级）

2. 坐位抬腿训练

端坐于治疗球上，双手放于球上，单腿膝关节缓慢抬起伸直，保持平衡 3 秒，然后缓慢地回到起始位置。每天 2 组，每组 10 次。

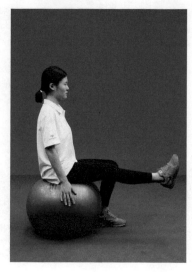

坐位抬腿训练

3. 坐位侧屈训练

坐于治疗球上，腰部向一侧屈曲，双脚并拢，双手放于治疗球上保持平衡3 秒。然后缓慢回到起始位置。每天 2 组，每组 20 次。若要增加难度，双手可打开保持平衡 3 秒。

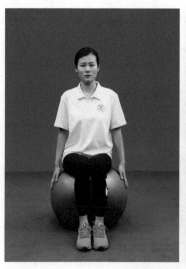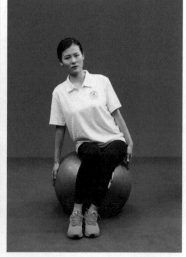

坐位侧屈训练（初级）

坐位侧屈
训练
（初级）

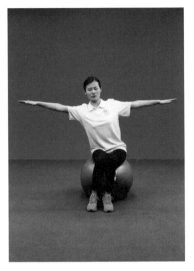

坐位侧屈
训练
（中级）

坐位侧屈训练（中级）

此外，跨过障碍物、绕过障碍物、走一字形、边走边左右转头、边行走边抛接球等训练也有利于平衡。

三、健康指导

运动是防治骨质疏松症有效的方法之一，运动还可以增加骨质疏松症患者机体的协调性、灵活性和平衡性，以减少发生摔倒和损伤的机会，减少骨折发生的危险性和延缓骨的退行性病变。患者可根据个人的心率和自我感觉来掌握运动强度，理想的运动强度应为：运动时不紧张，无面红耳赤，不急喘，感觉轻松，运动时还可以和同伴讲话。遵循循序渐进、量力而行、持之以恒的原则。

骨质疏松症患者应避免下列运动：

（1）冲击性强的运动，如跳跃。这类运动会增加脊柱和下肢末端的压力，使脆弱的骨骼发生骨折。

（2）需要前后弯腰的运动，如仰卧起坐、划船等。当然，为了消除骨质疏松症的状况，要注意补钙。所有运动避免腰部过度后伸而引起压缩骨折。